いま、「水俣」を伝える意味

原田正純講演録

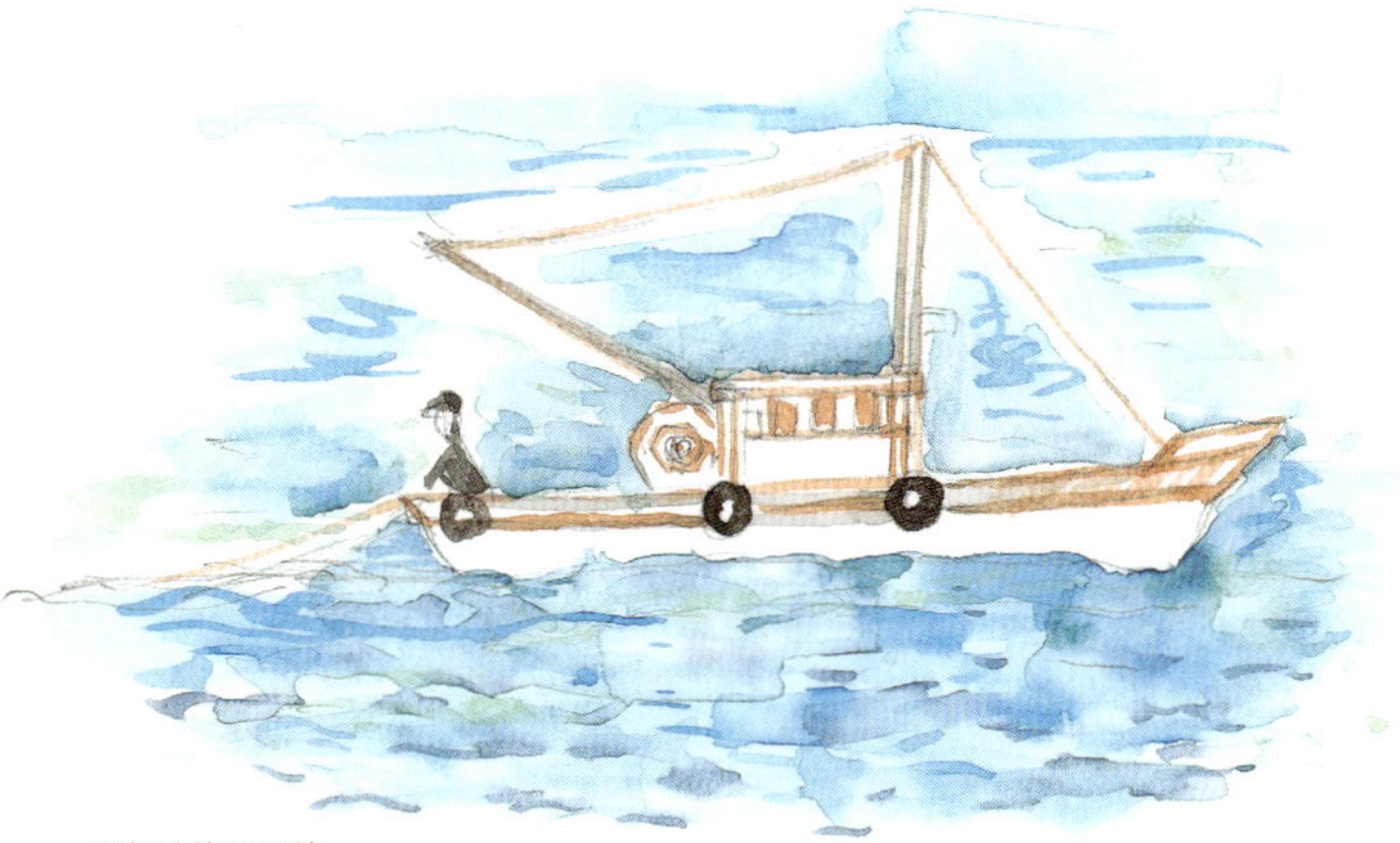

不知火海での漁

新版発行に寄せて

「水俣」を子どもたちに伝えるネットワーク　田嶋いづみ

原田先生、どうしても見つかりませんでした。

私たちのまちの隣のまちにある出版社の方が、私たち〈伝えるネット〉が初めてまとめたブックレット『いま、「水俣」を伝える意味～伝えるネット第四回総会記念講演会～原田正純講演録』（二〇〇四年一月九日発行）を再編集してくださるとお申し出いただいたとき、いちばんに思い出したのは、先生から返ってきたまっ赤になったゲラのことでした。

私たちは、水俣病公式確認四十年の写真展開催を機に、水俣で起きたことを知り、水俣病を負うことになった人たちと出会い、心揺さぶられたに過ぎない主婦グループでした。もとよりそそっかしい者たちばかりで、初めて知った水俣病事件の事実に、もっと知らねばと思い、子育てのただ中にあったので、知ることと子どもたちが自然と結びついて、二〇〇〇年に会を立ち上げたところでした。

そうなのです。そそっかしく活動を始めたものの、事実を知って整理することも、その意味をひもとくこともできないで途方に暮れていました。そんな私たちに、原田先生はあの独特の笑顔で丁寧に講演してくださったのでした。その講演の録音テープを文字起こしし、なるべく短く段落を区切り、見出しを付けてブックレットにしました。学習会のテキストにできるように。主婦グループの学習会らしく、一段落、ひとつの見出しごとにいっぱいおしゃべりできるように、おしゃべりで水俣の事実に近づいていけるように、編集技術など何もないままに工夫し、ようやくゲラが出てきました。

「講演録をつくる、なんて聞いてなかったよ」とやはり、笑顔のまま驚かれている原田先生にゲラを押し付け、あの写真がほしい、この資料の出典を教えろと、よくもたくさんの注文をつけたものだと、思い起こせば身の縮む思いがします。

なかなかゲラは戻ってこなかったのではないでしょうか。ですが、みんなで丸く囲んで封筒から出した瞬間を私は鮮やかに思い出すことができます。ゲラはどのページもまっ赤でした。たかが主婦グループがほとんど手づくりのように発行する講演録に、原田先生は真摯に赤字を入れてくださったとわかりました。

あのときの感動を忘れられません。

だから、先生から返ってきたゲラをそんなに簡単に処分したはずはないのです。

あっちに、こっちにとある資料や記録をひっくり返しました。気づけば、〈伝えるネット〉の活動も足かけ十六年目を迎え、私たちが伝える「水俣」を聴いてくれた子どもたちの数も優に二万人を超え、資料や記録もたくさんたまり、それらをひっくり返しながら、しばし原田先生の記憶をたどりました。

〈水俣・名古屋展〉での原田先生の講演。〈伝えるネット・豊橋窓口〉の仲間と伺いました。そのとき聞いた原田先生のひと言が、私たちにとって、事実へのアプローチ手法となりました。

胎児性水俣病における、母体から胎児への有機水銀汚染を裏付けるマウスの胎児へのアイソトープ追跡映像のスライドの前で、原田先生は何と言われたか。スライドを示した原田先生は開口いちばん、「実験とはいえ、なんと残酷な写真だろうか」とおっしゃったのです。

それは、胎児性水俣病の説明としてとても有名な写真です。（本書59頁に掲載）私も何度も見ていて、その写真を使った説明も何度か聞いたことがありました。でも、実験のマウスを哀れみ、こんな実験は残酷、と言われるのを聞いたのは初めてでした。

そのように事実と向き合うべきなのだ、と教えられました。

子どもたちは、しばしば「水俣」の話から「ネコがかわいそう」とつぶやきます。水俣ではいち早くネコが病に狂い海に飛び込んでいったと知り、水俣病の原因究明のために千匹以上に及ぶネコが実験に供されたと知って、顔をしかめて「ネコがかわいそう」と。

そんな子どもたちの気持ちに心底共感できるようになったのは、原田先生の教えのおかげかもしれません。事実は、出来事の羅列ではないのです。

ちょうど、そんなふうに気づき始めたころでしょうか、智子さんの声を聞いたのは。

水俣に地縁・血縁なく「水俣」を伝えようとする私たちにとって、いちばん力を貸してくれるのは写真です。とくに、桑原史成氏撮影の胎児性水俣病の上村智子さんの成人式のお祝いのときの写真（本書121ページ掲載）は、私たちの出前活動に常に付き添ってくれています。お父さんに抱かれて笑っている智子さんの写真に大泣きしてくれた少女はひとりやふたりではありません。ある少年は、「大人になったら、こういう父親になりたい」と言ってくれました。

いつからでしょうか。智子さんの声が聴こえてくるような気がしてきました。ある時、誰かにそう打ち明けたら、「なんと言っているの？　チッソが許せない、とか？」と尋ねられて、「お父さん、大好き、って聞こえる」と答えたら、怪訝な顔をされてしまいました。それこそ、私たちが会を立ち上げたときに、チッソや国の責任の曖昧化に加担するのか、と謗られたみたいに。

原田先生なら、きっとわかってくださると思っています。原田先生もこんなエピソードを紹介してくれたことがありました。

智子さんが上京してチッソ本社に訴えに行くことになった。智子さんの身体を考えれば無謀過ぎる。それで、医師として止めようと説得に行った。そうしたら、智子さんのお母さんがこう言われた。「だって、この子が行きたがっている」と。そんなはずはないではないか、と思いながら、お母さんの抱いている智子さんの顔を見つめているうち、確かにそう言っている気がしてきたんだよ、本当に。

いのちの声を聴く、ということはこういうことなのかも知れません。

原田先生の言われる通り、水俣は「宝の山」です。

しかし、智子さんの声だって、すぐに聞こえてきたわけではありません。原田先生の示唆があってこそというのはもちろん、子どもたちに伝えているという活動があってこそ、耳を澄ますことができたのです。

ぼんやりしていたのでは、やはり宝には気づけません。手にとったとしても磨き方を知らなければ、輝くようにはできません。

伝える活動は、いつも「気づき」に満ちています。足かけ十六年目を迎えて、子どもたちに「水俣」を伝えようとして言葉を探すなかで、ようやく見つけることのできた言葉があります。

それは、「いのちは希望」です。

活動を始めた当初から「希望」は私たちのキーワードでした。それは、原田先生のご著書『水俣の赤い海』（フレーベル館・刊、池田さんの文章でも触れられているご本です。）に教えられたからでした。子どもも向けに書かれたこの本のなかで、原田先生は「子どもたちにいかりやうらみを伝えるより、けんめいにしょう害をのりこえようとしているわかいかん者たちのいることを知らせたほうが、ずっと科学的」と書かれています。伝えるなら「希望」こそと、私たちは心に銘じてきました。

３・11以来、「宝の山」なのだから、明日のこと、希望につながる学びでなくてはならないと思いつつ、福島で起きていることを水俣に重ねて、子どもたちの前で「希望」と口にすることをためらう気持ちを否定できないでいました。事実を知ることがどういう「希望」を連れてくるというのかと。

本当に、何がどうだったから「気づき」になったかは言い表せません。子どもたちの瞳に対面していて、次に、胎児性水俣病のみなさんのいのちに思いを馳せたときに、「いのちはそのまんまで希望だよね」と子どもたちに語りかけていました。

原田先生は珠玉の言葉をたくさん残されました。が、ひとつだけ、「水俣は負の遺産」という言葉に違和感を持っています。遺産は、負であってはなりません。先人は負にならないように責任を取るべきなのです。もちろん、先生がそのようなニュアンスで言ったのではないと承知の上で、「水俣は負の遺産」という表現を許していては「福島も負の遺産」にしてしまわないでしょうか。残すもの、引き継がれるべきものは、次の世代、子どもたちのために決して負にしてはならないのです。

なによりも、真の教訓になったなら、負にはなり得ません。負にしているのは、他ならない私たちです。水俣病資料館の語り部となった杉本栄子さんは、言ったではないですか。「水俣病は守護神」「水俣病になってよかった」と。

水俣病を守護神にするものは、当事者ではない周りの人びとだと私は考えています。まさに、「治らない病気ほど周りの人にできることがあるはず」なのです。栄子さんにとって、原田先生はそのおひとりだったでしょう。周りの人間の自覚、行動、優しさ、思いやりで、栄子さんは「水俣病になってよかった」と言えたのではないかと、私は考えます。

何の肩書きにも依らない者としてのわきまえを、あるいは覚束なさを隠したくて、私たちが「普通の市民です」と名乗ると、原田先生は、笑いながら「普通って何よ、普通って」と叱っておいででした。その原田先生が「あなたたちのような普通の市民にあげる賞なんだ」とおっしゃって、田尻賞の推薦人になってくださったことを忘れません。「水俣」を伝えることをまちづくりとする、そのことを評価してくださった第十五回田尻賞は、私たちの礎《いしずえ》となりました。

また、原田先生は、よく目撃者になってしまったと言っておいででした。私たちは目撃者とまでは言えません。ただ、これまでの〈伝えるネット〉の活動のなかで、私は水俣のみなさんの友人になりたいと思うようになりました。想像してもしきれない水俣病の痛みを子どもたちに伝える不遜な活動をしてきて、せめて友情で報いたいと願うようになりました。友人たちの苦しみを苦しみ、友人たちの喜びを喜びとし、こんなに素敵な友人たちなのだ、と子どもたちに自慢したいと思います。私の友だちは、こんなにもいのちを輝かせて生きている、と。

原田先生、先生は「環境問題はひとの生き方を問う問題なのだ」と指摘されました。どこまで出来るかわかりません。私は、私の友人たちが、「水俣病になってよかった」「福島に生まれてよかった」と言えるようになる生き方を求めます。

それが当事者と同じ国で、同じ時代に生きて、たまたま当事者にならなかっただけの私の決意です。

原田先生が私たちに願いごとをされたことがあります。あとにも先にも一度だけ。当時絶版となっていた『水俣の赤い海』を、水俣病公式確認50年を機に再版してもらえるよう出版社に働きかけてほしい、と。私たちがそのご著書を大切にしているのを信頼してのご依頼でした。もちろん、メンバー間で呼びかけ、どんなにこの本に教えられ、大事に思っているかをしたためて、編集部に手紙を届けたのでした。

無事、再版は実現しました。そして、なお、その「まえがき」に記された原田先生のお言葉は、私たち〈伝えるネット〉の指針となりづづけています。

現実を知ることは大切です。
しかし、未来に希望を持つことはもっと大切です。

原田　正純
「水俣の赤い海」改訂版まえがきより

私たちが採録した原田先生の講演が、一橋大学の多田治先生、国際基督教大学の池田理知子先生のお力を借りて再び声となって甦ることを喜び、そのご援助に厚くお礼申し上げます。また、眠っていた講演録に光をあててくださった「くんぷる」様に感謝を捧げます。

はじめに

「水俣」を子どもたちに伝えるネットワーク　田嶋いづみ

〈「水俣」を子どもたちに伝えるネットワーク〉は、二〇〇〇年四月三〇日に設立されました。市民として、「水俣」に深く向き合い、ひとりでも多くの子どもたちにこの事実を伝えていこうと、主に出前授業活動に取り組んでいます。

一市民の私たちが、「水俣」にこだわり、「水俣」に向き合い、「水俣」を伝えようとするのは、未来を生きる子どもたちに手渡すべきものを「水俣」のなかに見出すからです。このどうしようもない人間の過ちを、二度と繰り返さないためには、事実をよく知ることから始めなければなりません。同時に、その被害者となった患者やその家族のみなさんの力を借りて、これからをどう生きていくか、何が人の幸福なのかを考えます。子どもたちと協働することで、未来を見つめていこうと思っています。

出前授業活動は、私たちにとって試行錯誤の繰り返しです。私たちは、水俣に地縁も血縁もあるわけではありません。生きることを踏みにじられている水俣病の痛みと苦しみは、どんなに想像しても想像しきれません。そんな私たちが「水俣」を伝えることができるのだろうか、また、伝えることが許されるのか、と悩みます。そして、何よりも私たち自身が「水俣」と向き合えているのかと、子どもたちに会うのが怖くなります。

ところが、子どもたちは、本当に瞳を丸くして聞き入ってくれるのです。純粋な想像力で患者たちに寄り添い、「いのち」の意味を鷲《わし》づかみにしようとします。そんなとき、伝える側、伝えられる側という境などなくなって、子どもたちが「気づき」をくれること、迷いを解きほぐしてくれるのを感じます。

「水俣」を子どもたちに伝えるネットワークの活動は、私たち自身への活動なのだと、出前授業活動を重ねるなかで、改めて気づきました。私たちがどういうふうに「水俣」を受け止めていくか、私たちが「いのち」をどう捉えていくかが問われているのです。

原田正純先生の「水俣学」は、この課題にまっすぐ向き合うものと受け止めました。そして、示唆に満ちた、思いのこめられたご講演をいただきました。原田先生に道案内を乞いながら、「水俣」と出会う道のりを歩きたいと願います。

そして、道のりを見渡すとき、そこには、子どもたちがいます。未来を生きていこうとする仲間がいます。原田先生は、講演の最後に、世界のそこ、ここで、出会った子どもたちの笑顔にある希望を話されました。その笑顔には、出前授業で出会った子どもたちのひとりひとりが重なります。子どもたちの「いのち」に励まされ、子どもたちの笑顔を守ることを願って、これからの出前授業活動を大切にしていきたいと思います。

目次

第一章　いま、「水俣」を伝える意味

「水俣」を子どもたちに伝えるネットワーク第四回総会での原田正純氏の記念講演を載録しました。（二〇〇三年六月二十二日、全水道会館）

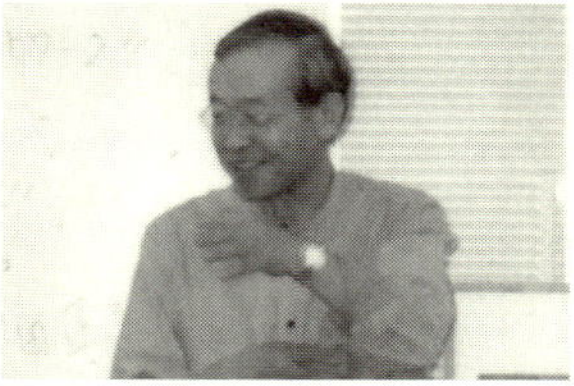

原田正純氏プロフィール

1964年、熊本大学大学院医学研究科修了、医学博士。熊本大学精神神経科講師、熊本大学体質医学研究所助教授を経て、1999年より熊本学園大学社会福祉学部教授。胎児性水俣病、三池一酸化炭素中毒、土呂久ヒ素中毒、カネミ油症などの社会医学的研究を行う。ベトナム枯葉剤の影響や中国・インド・タイなどのヒ素中毒、カナダ・ブラジル・中国・アフリカなどの水銀汚染など世界各地の調査も行った。「先天性（胎児性）水俣病の臨床的疫学的研究」で日本精神神経学会賞（1965）、「水俣病が映す世界」で第16回大佛次郎賞（1989）、第35回吉川英治文化賞（2001）、2010年度朝日賞を受賞。2012年6月11日、急性骨髄性白血病のため77歳で死去。

水俣学のはじまり

私は、熊本大学に大学院まで入れて四十年近くいました。最初の人生計画と全く違った道を歩いちゃったわけでして、そんな長く大学で研究をしようなんて思ってもみなかったのです。いよいよ定年で、もう辞めるかなという時に、幸いなことに熊本学園大学から来ないかと声が掛かりました。熊本学園大学は、どちらかというと社会科学系の大学で、文系ですから、「いやあ、行ってもいいのだけど、私、何を教えるんですか」という話をしたんです。そしたら「何でもいい」って、「何でもいいはないか」って話をしていて、ひょっと思いついて、「水俣学というのはどうですか」と、半分冗談、半分本気で言ったのです。それがヘンな大学というか、面白い大学というか、「おー、それで行きましょう」。

それで話がトントコトンといきまして。でも、そうは言ったものの、別にちゃんとした水俣学という何かがあったわけではない。それこそ、今から手探りで行かなきゃいけない。第一、私が考えている水俣学は、本当は大学のなかに置いては、そのことがもう矛盾するものなんです。〈「水俣」を子どもたちに伝えるネットワーク〉こそ、水俣学の実践をやっているわけですよ。

私たちが四十年ぐらい水俣と関わってきて、いちばん何が問題だったかというと、「専門家とは、いったい何なのだろう」ということなのです。「大学って、いったい何なのだろう」という非常に素朴な問いかけを、やはり患者や家族からされたと思うのです。水俣学というのは、なにも水俣病の医学的知識をみなに知ってもらうためにつくったのではなく、それぞれの分野やそれぞれの立場の人が、自分を水俣病事件に映してみて、何が見えるのかという作業です。水俣病事件は、まさにそうした作業に相応しい大事件、根の深い事件なのです。

自分をその水俣病事件にこう映して見る。そして、何が見えて来るかということで、それぞれの人たちが「これがオレの水俣学」と主張していいんじゃないかと思っています。だから、別に水俣に行かなくても、別に大学で勉強しなくても、それぞれの立場で水俣を考えることが水俣学だと思っています。

まず、水俣学を具体的にイメージして学生たちと議論しているところで、ひとつは、いのちを大切にする学問だろう、と。それは弱者の側に立つものだろう、と。弱者などと言うとおこがましく聞こえますが、現に今の世の中には強い者と弱い者との差別が厳然と存在しています。だから、水俣学というのは、水俣の教訓からいけば、いのちを大切に、そしてその弱い立場に徹底的に立っていくところから学問というものをもういっぺん見直してみようとすることだと思います。

バリアフリーの学問で

それからもうひとつは、今申し上げたように、専門家とは何だろうということです。これから具体的な話をいくつかするつもりですが、本当に、私たちは、例えば医学の専門家として自負もしていたし、自惚れも持っていたわけですが、それが壊れていったのです。どうしても、もういっぺんそれを再構築しなければいけない。いわば、バリアフリー。学閥だとかどこの大学出だとか分野の差とか、そのものを取っ払わなければならない。逆に言うと、水俣病のひとつの不幸は、医学がいきなり取り組んで、そしてそれは止むを得なかったにしても、あらゆる問題を医学に独占させてしまったことです。医学のなかに封じ込めてしまったのです。医学といっても広いのですが、その症候学もしくは症状学のなかに水俣病を全部詰め込んでしまったのが、不幸のひとつの原因だった。

もう少し最初から枠を外していろんな人たちが参加して、この水俣病事件に取り組んでくれたらもっと違ったものになっただろうと思う。だから、そういう意味では、境界不鮮明というかバリアフリーの学問でなくてはならない。そこにあるいちばん大きなバリアは、いわゆる専門家と専門家じゃない非専門家という壁だと思います。その壁は、やはり取っ払わないと水俣病事件が見えてこないというふうに思っているのです。

では、その専門家、非専門家の壁を取るとすると、いったい誰がいちばん専門家かといえば、それは当人というか、被害者自身あるいはそれを取り巻く人たち、現場に近い所にいる人たちがその問題に関しては、いちばんの専門家です。だとすれば、現場を無視した学問はない。それは地域という言葉に置き換えてもいい。地域で起こった事件は、その地域のなかで研究して、その成果をまた地域に返していくような学問でなければ意味がないと思うのです。机の上の学問をいくら議論しても、実際の世の中を動かしていけないというのは、これもひとつ教訓です。

足元・現場を大切に

それから地球的規模とか、国際的とか、グローバルな環境問題というふうに言ってるわけですが、たしかにそのグローバルな問題、地球温暖化の問題[注1]だとかオゾンの問題[注2]とか、それが大切なことはわかっているけれども、足元がないグローバルな問題は、流行によって消えたり出てきたり、また消えたりする蜃気楼みたいなもんじゃないかと思うのです。ひとつのことをずっとやっていると、それは否が応でもグローバルな問題になっていきます。そういう学問だろう、と。

また、前に戻りますけども、その境界不鮮明、バリアフリーの学問ということは、ある意味では、ひとつの学問体系なり社会体制なり行政の枠がある、その枠を外さねばならないという意味では革新的と言えるかも知れない。革新的な立場というか、そういうものではないかと思っております。まだまだ形を成してないんですけども。みなさんとこう議論したり討論したり、あるいは学生たちと話をするなかで、もう少し形のあるものにしたいと、こう思っております。

これが今日の結論みたいなところなのですが、では、何故そういう考えをもつようになったか、ということについて話をしたいと思います。

注1　大気中の温室効果ガスとなる二酸化炭素やメタン等の増大が地球を温暖化し、自然の生態系等に悪影響を及ぼすおそれがあるという問題。

注2　エアコンや冷蔵庫から出るフロンガスが地球を取り巻く成層圏中のオゾンを分解し、皮膚がんの原因となる紫外線C波を透過させるというようなオゾンホールの問題。

水俣市民の病名変更運動

昭和四十三年（一九六八年）に厚生省（現・厚生労働省）が公害認定をします。[注1] それはすごく遅い。原因がわかってから九年もたっているわけですから非常に遅いのですが、その時、水俣市民のなかに病名変更運動というのが起こります。水俣病という病名のために市民が迷惑している、と。そのために病名を変えてくれという運動が起こるのですね。これは署名運動でしたが、今も一部あるのです。二年前の国際学会[注2]の折も英文によるチラシを外国の学者たちに配っている人たちがいました。今でも病名変更運動はあるのですが、当時は、五十いくつかの団体でした。もちろん市長が音頭をとって、医師会から商工会議所から漁協や農協全部です。有力団体が全部名を連ねて、そして労働組合まで名前を連ねて病名変更運動が起こった。

その時、もう私は怒りました。もし自分が水俣病になっていたとした時に、周りが水俣病という病名で迷惑しているから病名を変えてくれという署名運動が起きたら、いったいどうするだろうと思ったですね。もう、いたたまれなくなって逃げ出すでしょう。何も好きで水俣病になったわけじゃなし、水俣病という病名を患者が付けたわけでもないですから。それなのに水俣病という病名で市民が迷惑しているから変えてくれと署名運動が起こって、しかもそれがオール水俣ですからね。あらゆる団体が参加して、何万って集まったのです。

たまたまその時、私は日本神経精神学会の理事をしておりまして、その理事会にも病名変更願いみたいなものが正式な文書として届いたのです。学会のなかで議論しましたが、考えてみると、人の痛みがわからない状況というのが、いちばん水俣病を起こしたその原因だろうと、むしろ逆に思いました。患者の痛みがわかってない。だから、ああいう署名運動を平気で、オール水俣で、できるのです。

しかし、理屈はありまして、だいたい新しい病気は発見者の名前が付いています。パーキンソンもそうだし、バセドゥもそうだし、アルツハイマーもそうだし、だいたい発見者の名前で病名は付いているのですから、本来なら水俣病というのは誰か発見者の名前を付けても良かったでしょう。

水俣病という病名で市民が迷惑していることは、私もよく知っています。結婚や就職にかなり影響しました。高校生が修学旅行でよその高校とぶつかって、水俣から来たと言ったら、「ああ汚ねえ、あっち行け」とか「うつる」とか言われて、ケンカになったとかです。そんな話はたくさんありました。だから私も知っている。しかし、だからと言って、水俣病という病名を有機水銀中毒と変えたら、それで差別がなくなるかといえば、そんなことはない。私たちはこういう過ちを犯したけどもこれを見事に解決してみせたと、それこそ、これは日本人の知恵を集めて解決した問題なんだと、宣言するしかないのです。実行するしかないのです。ただ病名だけ変えようと、迷惑しているから病名だけ変えるというような運動は、もちろん実りませんでした。

何故、実らなかったかというなら、ひとつには、やはり水俣病は水俣病でなくてはならなかったからです。以前から有機水銀中毒という病名はありました。しかし、これはほとんどが職業病です。つまり、有機水銀を扱っている人がそれに曝露《ばくろ》されて、中毒になったやつです。それか、間違って食べてしまったという事故です。有機水銀で処理した種麦を間違えてパンにして食べたとか、自殺目的で飲んでしまった、医薬品に使ったとか、みな直接曝露です。これは有機水銀中毒として私たちは知っていた。

注1　1968年9月26日、厚生省が「水俣病はチッソ水俣工場が流した排水中の有機水銀化合物による公害病」と認定した。

注2　2001年に水俣市で開催された「第六回地球環境汚染物質としての水銀に関する国際会議」。

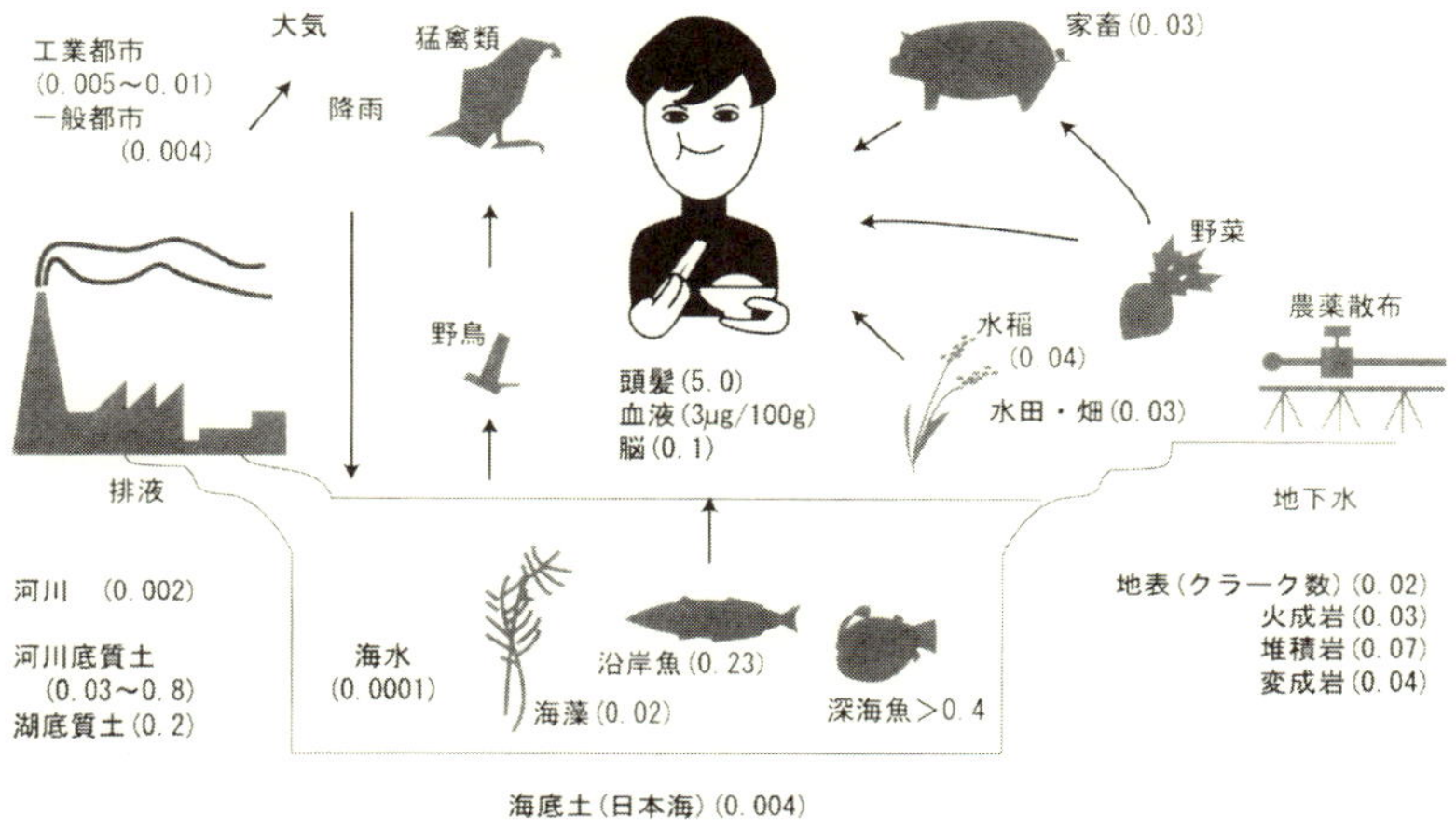

水銀の循環過程（食物連鎖）（単位 :*ppm*）

環境汚染と食物連鎖

しかし、水俣病は有機水銀中毒だけども、環境汚染と食物連鎖[注1]を通じて起こった有機水銀中毒なのです。これは世界で、人類が初めて経験したことです。水俣病が原点と言うのは、その発病のメカニズムの特異さにあったのです。水俣病も有機水銀中毒としてしまえばその発生の特異性が消えてしまう。だから、世界中の人たちが有機水銀中毒ではなく、水俣病という言葉を使ったわけです。

チッソ水俣工場のアセトアルデヒド[注2]をつくる過程で触媒に使った水銀が有機化したのです。それが流れ出て、海に行ったわけです。海は広いですから、拡散されます。薄められたら、毒は薄めれば毒でなくなるわけですから、いっぺんは毒でなくなったかも知れないですね。ところが、自然界のなかではそれを更に濃縮していくという働きがあって、プランクトンから魚へ、魚から大魚へというふうにどんどん蓄積されていったのです。人間とは勝手なもので、自分に都合のいいことだけ考え、海は広いから薄めれば毒でなくなると海に捨てたけれども、海のなかではちゃんと濃縮してくれたのです。

注1　生物同士の〈食べる＝食べられる〉の関係。生物が《食》を通じて一連の鎖でつながれている関係。

注2　アセトアルデヒドからオクタノールを合成し、さらにオクタノールからＤＯＰ（ジオクチルフタレートと呼ばれる油状の液体、ビニールの可塑剤として用いられる）を合成した。ＤＯＰは、ビニールシートやフィルムなどの製造に広く使用された。

漁村の生活風景

八代から芦北海岸と水俣、そして出水《いずみ》、阿久根辺りまでの、だいたい南北１００㎞はないぐらいの海岸線には小さな漁村がいっぱいあります。今は違いますが、当時は入っていくのに非常に苦労しました。「自転車を貸してくれ」と言ったら、「どこ行くか」と言われて、「茂道（もどう）に行く」と答えたら笑われました。「自転車が通れるところはあそこにはない」と。みかん畑のある山を越えて行くしかなかった。国道３号線から茂道に入ろうとすれば山越えするしかなかったのです。海から、水俣から舟で回った方が便利だった時代ですから、むしろ島みたいに非常に孤立した、閉鎖的な集落でした。

しかも当時は、冷蔵庫なんてなかった。今の若い人には冷蔵庫がないなんてウソみたいでしょう。冷蔵庫がなかったから、長く保存できない。それで村中のみんなで分けて食べた。だから、ここの人たちは同じ物を食べていた。海から魚を捕ってきたら、村中の人たちが分けて食べていた。メニューは同じです。今日はイワシが捕れたら村中イワシを食べたし、タチウオが捕れたら村中がタチウオを食べたわけですよ。だから、患者がひとり出たとすれば、この村の人が全員汚染されていることは間違いない。

そういう背景を知らないといくら専門家といっても、直ぐ診断がつかないということになる。逆に、みなが同じ訴えをしているからおかしいなという話が出てきます。みなが同じ訴えをするのは当たり前です。みなが同じ物を食べていて同じ病気になっているのだから、同じ訴えするのは当たり前だと、普通は思う

佐賀県
福岡県
有明海
長崎県
熊本市
熊本県
宇土市
宇城市
氷川町
八代市
田浦
御所浦島
不知火海
（八代海）
芦北町
津奈木町
水俣市
出水市
阿久根市
鹿児島県
0
30km
1:241,200

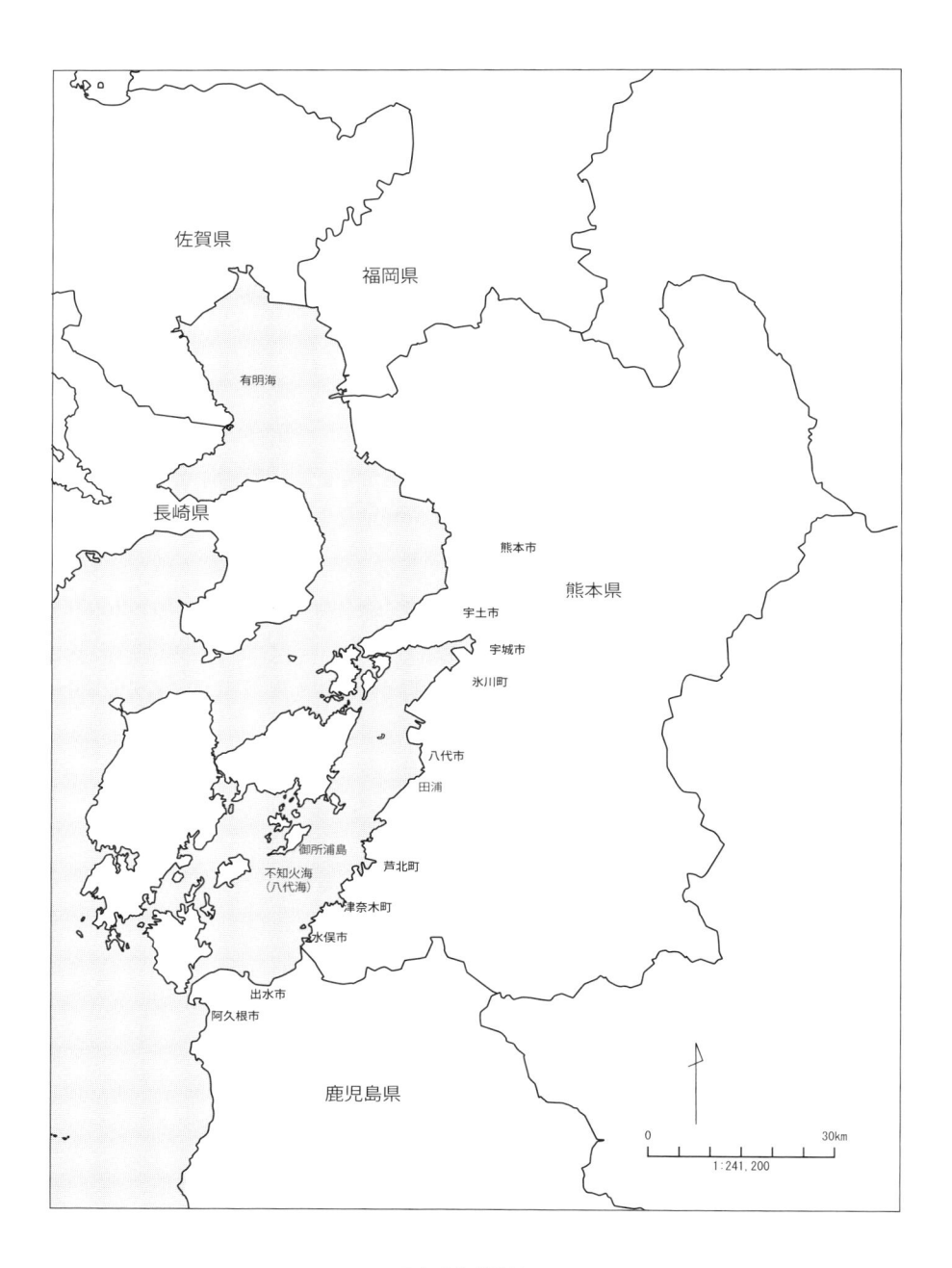

不知火海沿岸地図

はずです。ところが、専門家という人たちは、みなが同じことを言うのは、口裏を合わせてウソを言っているのじゃないかと、こうくるわけですね。何でウソになってしまうのか。

御所浦の話ですが、ここに他所からお嫁に来た人がいて「何がいちばん困ったですか」と訊いたら、しばらく考えておられたですけど、「魚屋がなかったのが困った」と言われたですね。(笑)魚屋はないのですよ。「魚はどこで買うのか」と尋ねたら、「魚なんて買うんじゃなくて、もらうもんや」って言われた。「朝から船着き場にカゴを持って立っとけ」と言われたっていうんです。ところが、他所者だから「ください」って積極的に言えないで、ぼーっと立って、遠慮していたと。そしたら、口が切れて市場に出せないような魚をボンボンボンボン投げてくれたのです。そんなとこですから、冷蔵庫もないですから明日腐るなら誰かにもらってもらおう、港に立っていれば魚が投げられて、「これ食え」というような社会だったわけです。今は、違います。車はどんどん入っているし、魚屋さんもあるし、タクシーも走っていて、みなが自家用車を持っていて、冷蔵庫どころか冷凍庫まで持っていますから、それはもう全然違います。

けれど、当時のそういう背景というものは、行ってみなければわからないことがいっぱいです。

村の「審査会」

私が長く水俣病と縁が続いたのも、あるいは多少いろんなことが見えてきたのも、実際に現場に行ったからなのです。ご存知の方はああそうかと思われるでしょうが、あの頃、今のみかん畑は全部芋畑でしたから、芋を食べるか魚を食べるしかなかった。今はオーストラリアの牛肉でも何でもありますけど、本当になかったのです。そういう背景を知らない人がいきなりやって来て、いろんなことを言うから、おかしくなってしまう。水俣病の診断なんて、土地の人がいちばんよく見ているのです。

だいたい審査会[注1]なんて偉そうに専門家がやってますけども、本当は、審査会は村ごとにあるのです。じっと見ているのです。あの人はひどいとか、あの人はちょっと違うとか、あの人はここにあまり居なかったとかあんまり魚を食べよらんかったとか、みんなが知っているのです。じーっと見ている彼らの感覚と審査会と言われる専門家側の判定がだいたい一致すれば、「まあ、やっちょるなあ」ということになるのでしょうが、それがあまりに違うので、不信感が出てくるわけです。

だから、私は、審査会はすでに現地にひとつずつあるのだから、そこで決めさしたら、と冗談で言ったぐらいです。みんなが知っているのです、お互いに。だからウソも言えない。実は、お互いにわかっている。だけど、なかなか言えませんよね。あの人をどう思うかなんて、訊《き》いてもすぐには言わないですよ。やはり、何か信頼関係がないと。「あの人も魚いっぱい食べとったから、もうずーっと具合が悪くて医者に行っとったもんですからね」とか、「あの人あんまりおらんかった（いなかった）ですもんね」とかいろいろありまして、それが、だいたい正しいのです。

注1　水俣病認定審査会のこと。患者本人の申請にもとづき、国から事務を機関委任された知事または市長が、認定審査会の意見を聞き、認定患者の決定を行う。

漁村の食生活

これは（次ページ地図）、水俣の地図でネコの狂った所[注1]です。ネコが狂った所で、どんなに少なく見積もってもだいたい二十万人が暮らしていたのです。昭和三十五年（一九六〇年）の国勢調査の人口ですが、水俣市だけで四万何千人いて、水俣市と出水市だけでだいたい十万人近くいた。他にあと十万人ぐらいです。機械的に人口を加算していけば二十万人より増えるのですが、まあ海岸線で特に魚をたくさん食べた人に限定すれば、二十万人ぐらいです。

島には裏も表もなく同じ状況ですね。やはりずっと海岸から山の方に入ると少し違うのです。山野線[注2]という汽車が水俣から鹿児島の大口につながっていました。朝になるとおばちゃんたちがいっぱい魚を担いで、売りに行ったのです。だから、この売った先も問題になるのですが、そんなことを誰も調べてくれていません。いまだに調べてない。それは、新潟なんかとはちょっと違います。この汽車のずっと行った先

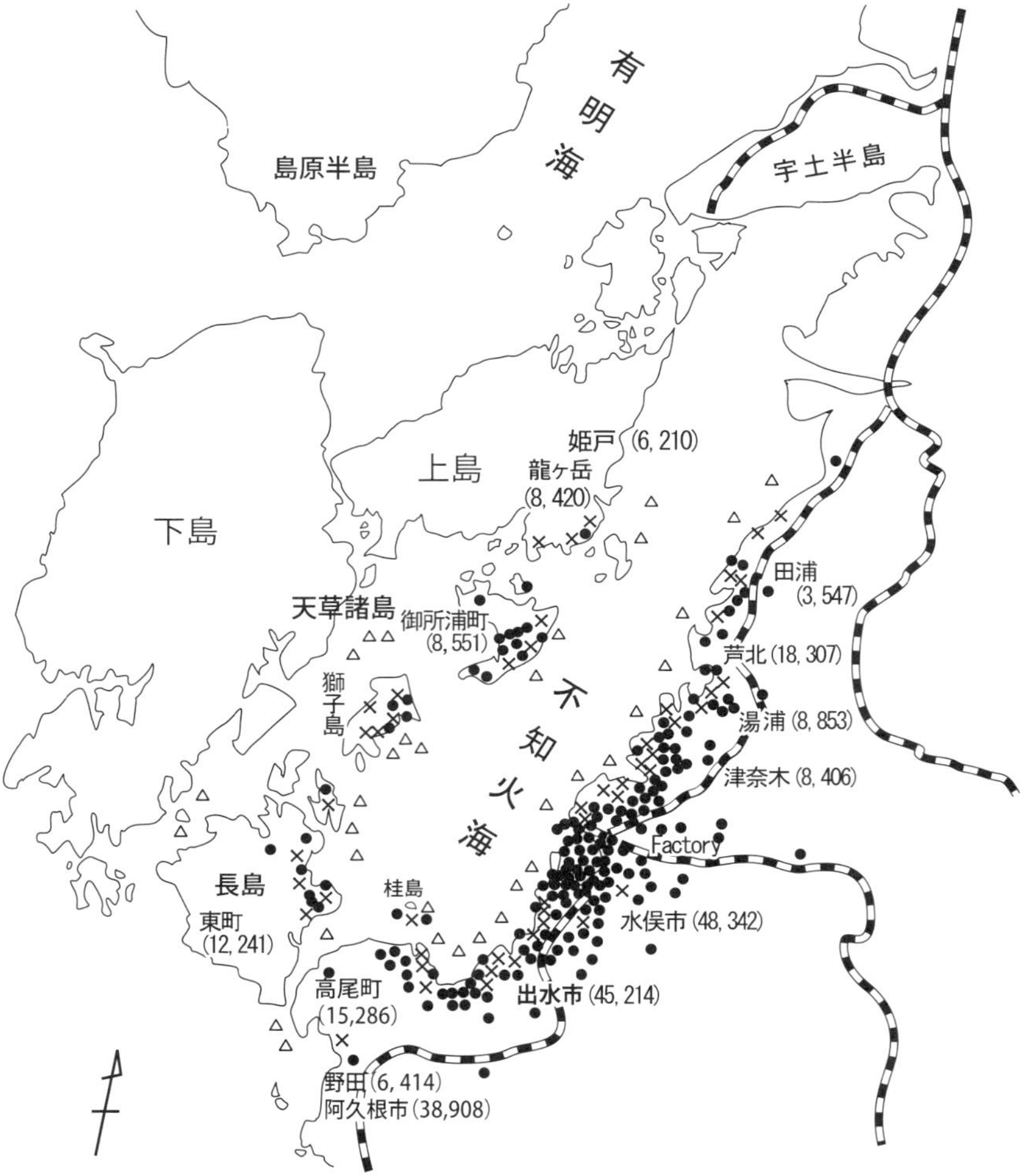

ネコが狂った場所と水俣病患者発生場所

●水俣病患者発生場所

×ネコの狂死が確認されたところ

△魚の浮上が確認されたところ

（　）内は人口（1960 年の国勢調査による）

はどうなったんだろう、魚が流れていった先はどうなったのだろう、というのは、まだ誰も調べてない。

漁師のもてなしですが、今もそうですが、「もういい」って言ってもまた持って来られる。(笑)「もう腹いっぱいになっているから」と言っても、また新しくもてなされる。とにかく、残さないともてなしたことにならないみたいで、ちょうどいいってことにはならない。もったいないと思うのですね、町の者は。「残ってもったいないからもういい」って言ってから、また持って来られる。それは、今ももう全く変わりません。家にときどき水俣の若い人たちが来るんですけども、やたらたくさん魚を土産に持って来られる。我が家は老夫婦ふたりだけしかいないので、電話かけまくって、みんなに「おい、魚食いに来い」って言わなければならない。そんなにもったいないぐらいに持って来るんです。

よく外国で質問されることに、日本人は刺身を食うから、生で食ったから、水俣病がひどくなったのではないか、というのがあります。これは関係ないです。煮たり焼いたりとかの料理方法は関係ないです。それは、多分、メチル水銀は蛋白質と非常に強く結びついて離れないですから、焼いても煮てもそう簡単に外れない。これが無機水銀だと飛んでしまうのだろうと思っています。質問をよく受け、日本人が生で食うからといってそんなことはない、と答えます。

日本人は、魚を本当にたくさん食べます。国民栄養調査[注3]によると、だいたい日本人の魚を食べる量をひとり平均90gってはじき出しています。ずいぶん古いデータですが、水俣では魚を貰えるのだから、90gなんてものではありません。しかし、その90gというのが基準になって安全基準もはじき出されているのです。熊本大学の公衆衛生の先生が量られたのがいちばん正確なのだと思われるのですが、不知火海沿岸の漁民ではひとり500gぐらい魚を食べただろうというのです。だから平均の5倍ぐらい食べているんですね。それも夏はたくさん食べて、男の人がたくさん食べているというデータが出ています。

これもおかしかったんですよ。公衆衛生のグループが私に典型的な漁師を何人か紹介してほしいと言ってこられた。どれぐらい魚を食べているかと聞いても「どんぶり一杯」と言われてぜんぜん計算できないので、実際に食べたら量りたい、それで典型的な漁師を何人か紹介してくれと言うのです。何人か紹介しました。そしたら、いきなりノートを持って行って、「食べたら量ってください」と置いて回っているのですよね。しばらくして水俣に行ったら、「先生、面倒臭か、もう面倒臭か」っていっぱい言われてしまった。食べたけど面倒で書かなかったというのはあると思いますよ。それが、「面倒臭いから食べんだった」(笑)。それじゃ困るので、公衆衛生の人たちも「これじゃ、いかん」って気づいて、ひとりずつ住み込んで、ちゃんと量って記録しました。それで、この数字がいちばん正確だと思うのです。

実は、そんなこともあんまりわかっていないのが現状です。日本人がどれぐらい魚を食べているか、漁師がどれぐらい魚を食べているかという基礎的なデータすらないのです。

注1　水俣病の発端は、ネコの異常行動から始まった。いちはやく、水俣病となったネコたちは、異常行動の末に死んでいった。ネコがいなくなったためにネズミ被害が増えたという新聞報道が、1954年に見られる。

注2　1988年2月1日廃線。水俣〜栗野間55・7kmを結び、日本でも数少ないループ線がある鉄道だった。

注3　1952年、栄養改善法が制定され、法律に基づく調査として、国民の健康状態や栄養素摂取量を把握する役割を担うために行われた。全国から無作為に3百地区が抽出され、その調査地区内の世帯（6千世帯）および世帯員（約2万名）が調査対象。毎年11月に、全国の保健所で実施され、栄養摂取状況を中心に、食事状況、生活習慣、体格、血液指標、運動量を調査。

新潟での驚き

新潟の昭和電工の鹿瀬工場[注1]でも、排水口は阿賀野川につながっていました。この時も、排水は川の流れにのって一晩で日本海に行っちゃうと、そして薄まると思って流したのだろうと思います。しかし、水銀は遡ってこないけど、流したものが潮の道を通る時にやはり魚のなかに蓄積されていくわけで、魚に蓄積されれば、魚は川を遡ってくるのですから、水銀は遡ることになる（笑）。

ただ、最初に新潟に水俣病が起こったと聞いた時に、私たちは信じなかった。やっぱり自分の体験からくるわけですよ。川魚と聞いて、川魚をそんな食べないですよね。年間アユ何匹かとかウナ丼を何回かぐらいで、そんなに食べないのではないかというのが、ひとつあった。

それからもうひとつ、あれほどはっきり熊本で水俣病の原因がわかったのに、まさか同じアセトアルデヒドの工場が同じ過ちをしていること、何もせずに水銀を、しかも未処理のまま排水として流しているなんて信じられなかったです。だから、何かの間違いじゃないかと思った。

しかし、新潟に行ってみたら、確かに冬と夏の差は熊本の水俣より大きかったけども、結構魚をたくさん食べているのです。やっぱり行ってみなきゃ、わからない。もう間違いないと思って。症状は全く同じですごかったですね。だけど、最初は、私はやっぱり信じられなかった。川魚をそんなに食べるかとか、同じ工場がまさか同じ水銀を何もせずに川に流していたなんて信じられなかったですよね。

先ほどの話に戻りますが、何故、水俣病は水俣病でなければいけなかったか。それは、今言ったように環境汚染によって、いっぺん拡散したものが食物連鎖のなかで濃縮されて起こった有機水銀中毒だから、水俣病なんです。これを有機水銀中毒と言ってしまったら、直接、有機水銀に曝露されたのと区別がつかなくなってしまうわけです。だから、私たちはこれは水俣病でなけりゃいけないと言っており、また、世界の人たちもそう思っているので、一生懸命署名運動したけれども実らなかったのです。そこが大事なところで、水俣病は公害の原点としばしば言われる。何が原点なのかと言えば、規模が大きかったとか悲惨だったとか、それもあるけれど、食物連鎖と環境汚染、それがキーワードなのです。これはもう、水俣病以降また新潟水俣病以降、メチル水銀でなくてもいろいろな事件が起こってくる。つまり、拡散と環境汚染と濃縮、そして食物連鎖による中毒を、これ以降、人類はいろんな形で経験してくるわけです。そういう意味でこの水俣病は公害の原点と言っていいと思うのです。

注1　新潟水俣病は１９６５年5月31日に公式確認。阿賀野川上流に位置する昭和電工（株）鹿瀬工場のアセトアルデヒド工程で副生されたメチル水銀の垂れ流しによって発生。水俣病、四日市ぜんそく、イタイイタイ病と並んで日本の４大公害病と呼ばれる。

見てしまった者の責任

それから、もうひとつ。私が何故四十年も水俣病と取り組みつづけたか、ということですが、これは是非お伝えしたいのですが、見てしまった責任みたいなことがあるのです。

たとえが良くないですが、目の前で交通事故、ひき逃げが起こった、たまたま現場にいたとします。そうすると、加害者でも被害者でも私はないけれど、その現場にいたということでいろいろな責任が生じてくる。水俣病と交通事故とを一緒にしてはけしからんわけで、そんな話ではないのですが、やはり水俣という現場を見てしまったという責任がある。例えばの話として、ひき逃げと比べては申し訳ないのですが、水俣病は私たちの生活と直接関係ある事件なのですから、なおさらのことで、現場にいて見ちゃった人の責任は大きいと思います。私は見てしまったのです。

おそらく昭和三十五年（一九六〇年）頃のことです。患者は雨戸を閉めて出て来ず、隠れているのです。それでね、戸を少し開けて、お尻をこう乗せて、「診察させて、調査させて」と口説きました。もう何軒も断られるわけですよね。それは、今でもそうです。うちの大学の院生が調査に行ったら、何軒行っても

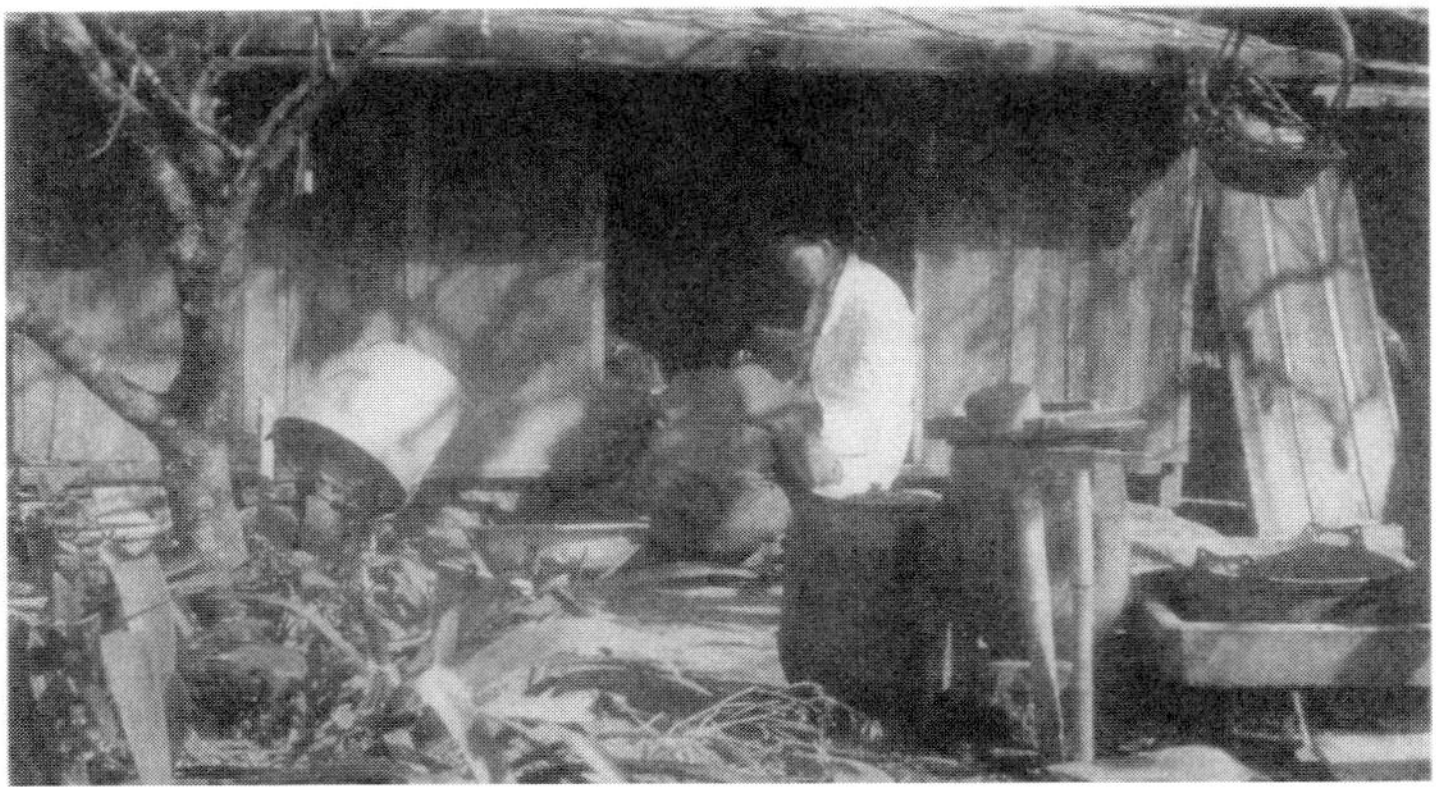

雨戸を閉めた患者の家

みな断られると悲観している。しかし、それもまたひとつの調査のデータじゃないかと、私は言っています。

あの頃は、本当に雨戸を開けてくれない。それを、何とか少しずつ入っていって、説得している。私たちが医者であることを証明しないといけないと、白衣を着ていく。本当は調査の時に白衣なんて着たりしません、普通は。だけど、私たちは医者ですと知らせるために、白衣を着たり、聴診器をぶら下げたり。（笑）そうやって歩いたのです。

本当に「新聞記者も来るな、熊大の先生も来るな」と断られました。要するに、せっかく世間の人が水俣病を忘れようとしている時に、また先生たちが来てウロチョロしていると、新聞記者が来たりテレビが来たりする。実際、その時、NHKがニュースで取り上げた。そうなると、また魚が売れなくなるから、みんなに悪いから、と最後は哀願するように拝むように「帰ってくれ」と言われる。それがわからなかった。何故、そうなるのかが。だって何も悪いことしてないじゃないですか。本当に、どうしてこういう人たちがつらい目にあうのか。

他にも、個人的なことですが、「診てもらっても治らんからもういい」と言われて、辛かったですね。医学は決して万能ではない。では、治らない病気を前にした時、私たちに何ができるかという問いかけです。実は、それがひとつの私の原動力になったかなあと思います。答えを言えば、実は、治らない病気の時にすることはいっぱいあるのです。治る病気は、ある意味で簡単です。切って捨てるとか、注射をするとか、薬を飲ませるとかで、治ればそれは簡単です、ある意味では。治らないからこそ、いろいろなことをしなくてはならないと、今ごろになって悟りました。

東京と水俣の差

麦藁帽子をかぶって現地を歩いていて、こんな家に人が住んでいるのだろうか、という家に、重症な患者さんがいたのに出会いました。患者もお母さんも、もう亡くなっていますが、本当にびっくりしました。おそらくこういう状況を水俣の市内の人も知らないでしょう、行っていないのですから。私自身も信じられないくらいでしたから。

私は、その前の年、東京にいました。御茶ノ水の三楽病院にいました。昭和三十四年というのは今の天皇が結婚した年で、東京はすごく華やかだった。建築ラッシュで、まさに経済成長に向かった時でした。

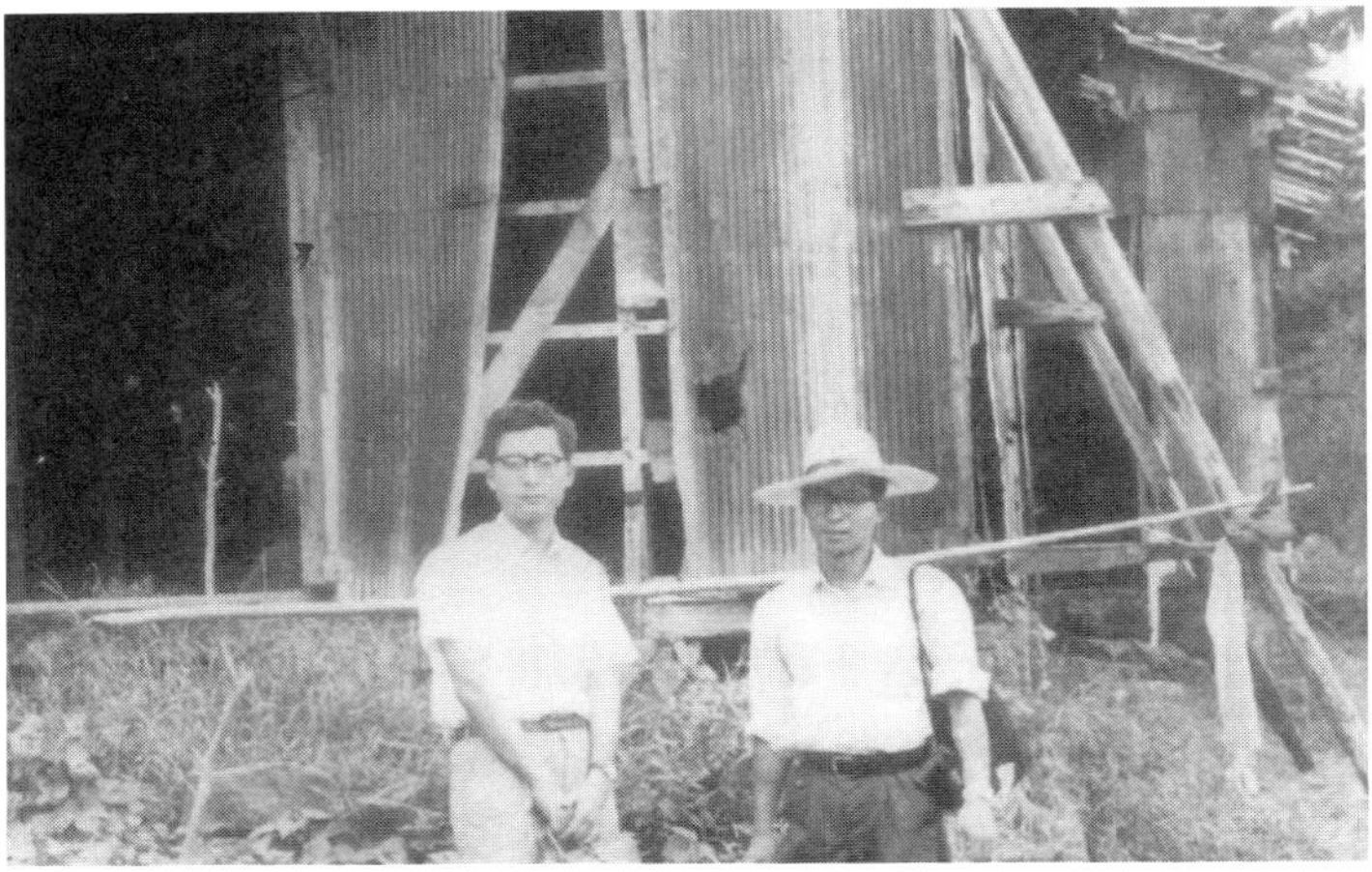

廃屋のような患者の家（向かって右が原田氏）

それが、水俣に行ったら同じ国とは思えないくらい落差があったのです。都市と農村の差というか、格差というか、大きなものだったです。

患者のいる家というのは、だいたいわかるんです。襖《ふすま》と畳も、言葉にならないくらいにひどかったです。病気のひどさもショックでしたが、貧乏と差別のありさまは目の底に焼きつきました。この家のなかに勝手に上がりこんで、「何、食ってるんですか」と鍋の蓋《ふた》を開けると、魚が煮付けてありました。それで、「この魚どこから捕ってきた」と訊くと、「いや先生、これ大丈夫です。ずーっと向こうの方から捕って来ました」と。わかりきったウソなのです。ずーっと向こうから捕ってこられるはずがない。本当にひどかったですね。

この時、誰も手伝ってくれなかったという怒りがあります。私は、六〇年世代（安保世代）ですから、当時革新と言われた政党とか労働組合は、弱い人の味方になってくれると信じてました。ところが、この水俣においては、当時、どの組合

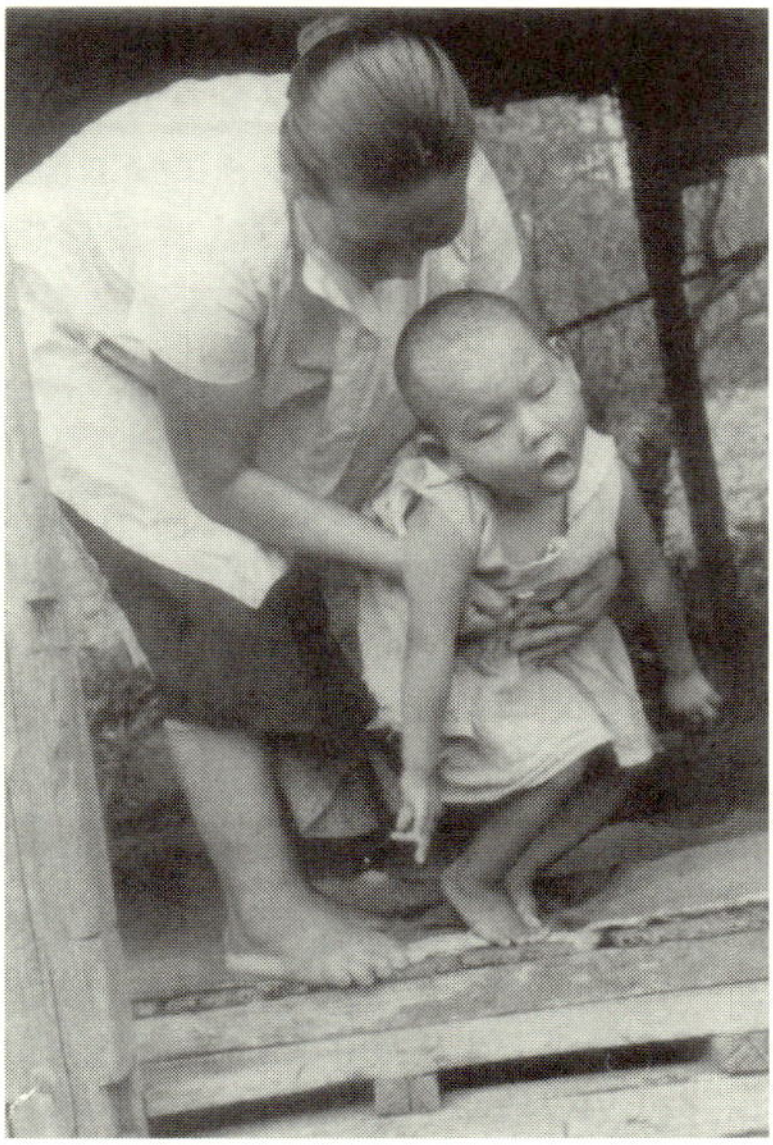

前ページ写真の患者の家

も革新と言われる政党も動いてくれなかった。これは悔しかった。

　それで、お母さんたちにこんなに困っているのだから市役所に行ったらと勧めて、市役所に陳情に行くと、市役所の人は「水俣病とわかっていれば何とかしてやる。水俣病とわからんから何にもしてやれん」と言うのです。これは今でも不思議なのですが、当時だって医療扶助とか生活保護とかあったはずなのです。こちらもそういう知識がなく、みんなそう言われるだけしかなく、では「だからいつわかるんですか」と訊くと、「水俣病かどうかそれは保健所が扱っている」と言う。保健所に行くと、「今、熊大が調べているから」と言う。熊大と言われても判らないので、しょうがなく市立病院に行くわけです。そしてね、本当に言われたのです。「誰かひとり死んで解剖したらわかるかも知れん」と。そして、じーっと誰かが死ぬのを待ったのです。結果的に待つことになるわけです。

　そういう場面を見てしまったのです。私は裁判の証人にも立ちましたが、裁判の証人だけでなく、「シャバ」と言ったらおかしいけれど、死ぬまで「シャバの証人」ではないかと思っています。

誰が最初に被害を受けるか

今から考えると信じられないような状況のなかを患者たちあるいは家族はくぐってきたのです。だから非常に強いんです。

これは熊本大学が水俣病を見つけたという最初のレポートです。これでわかることは、最初に発見されたのは子どもたちだということです。環境汚染によって地域が汚染された時に、何がいちばん先にやられるかというとその地域に住んでいる生理的に弱い人です。生理的に弱い人とは、お腹のなかの赤ちゃんであったり、子ども、乳幼児であったり、あるいはお年寄りであったり、あるいはもともと病気を持った人であったりします。つまり、環境汚染によって最初に被害を受けるのは、その地域のなかの生理的に弱い人たちです。このレポートは、図らずもそのことを示しています。子どもが次々と発病したので、水俣病が発見されたのです。実は、おとなはもう既に発病していたのですが。

五歳で発病したK子ちゃん[注1]はいちばん重症でした。また、J子ちゃん[注2]は三歳で発病しました。そのお姉

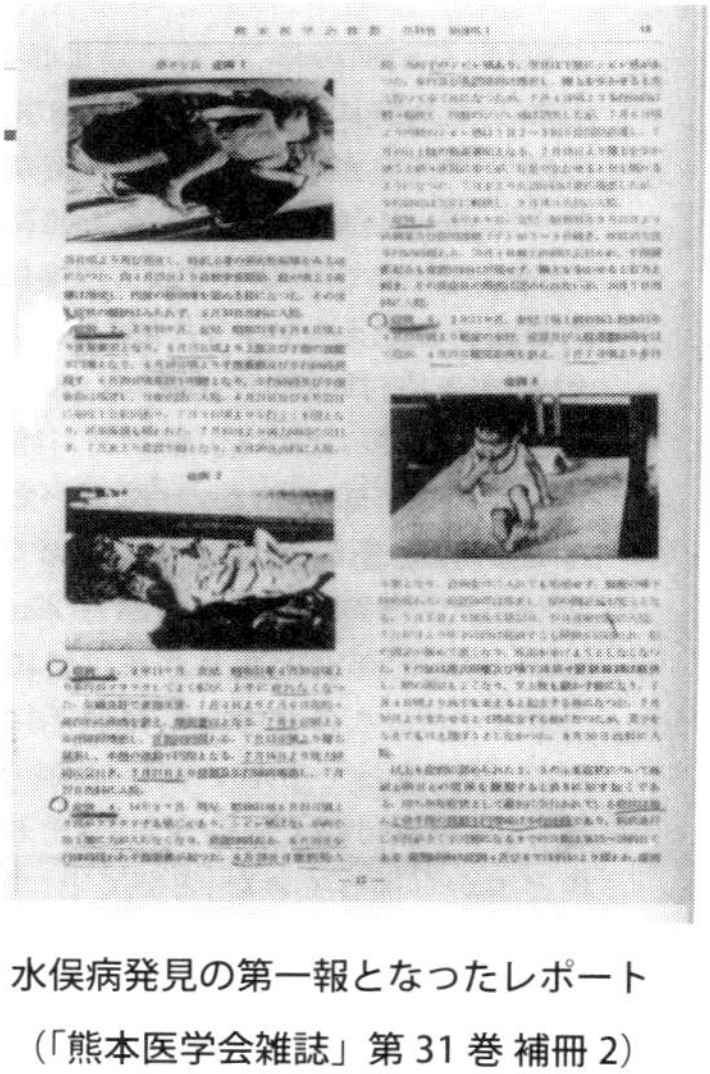

水俣病発見の第一報となったレポート
（「熊本医学会雑誌」第 31 巻 補冊 2）
6 つの症例が具体的に記載されている。

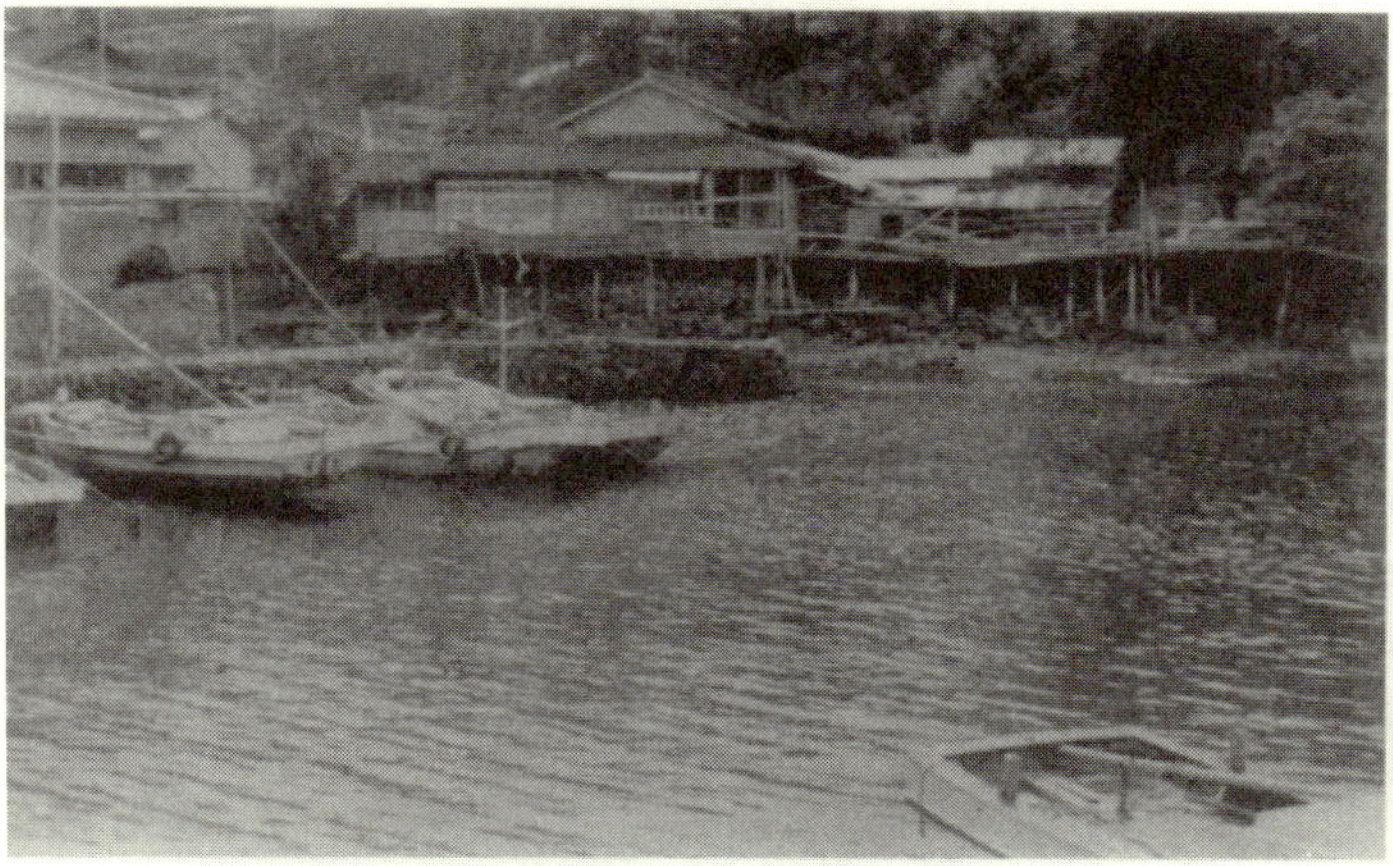

公式確認の第１号患者の家　自然の中に自然とともに

ちゃんが五歳で発病して、もう亡くなって、解剖第1号となっています。このJ子さんは今も生きています。今も生きている、なんて、おかしな言い方ですが、計算してみてください、もう五十歳（講演当時）です。

彼女が保険証を出して治療を受けたのは、確か、昭和三十一年四月二十八日だと思います。五月一日に保健所に届けるわけですから、発病したのは四月二十八日か何日かですね。それから今日まで、ひとこともモノを言わないし、よだれは出たままなのです。ご飯を食べるのから、トイレに行くのから、それから風呂に入るのから寝るのから全部全面介助です。お父さんもお母さんももう亡くなって、今は、よそに行っていたお姉さんが帰って来て面倒を見ていますが、大変ですよね。だけど、みんなが彼女に一日でも長く生きていてもらいたいと思うし、この子たちが生きている限り、水俣病は絶対終わらないですから。また、終わらせてはならない、というふうに思っています。

彼女は、最近、夜寝なくて、どんどん衰弱しています。かといって睡眠薬を飲ませると、効き過ぎてしまう。なかなかむずかしいところで、寝ないとご飯が食べられなくて、どんどん衰弱して体重が30kgを割ったりして、何度か危機を迎えています。それでも、なんとか今のところ頑張っているんです。この子がいちばん頑張っているのではないでしょうか。私たちが行くと緊張して、言葉はないが状況がわかっているように思えます。

注1　K子さん（1951～1974）は五歳七ヵ月で水俣病発症後、植物状態となって二十三歳で死亡。
注2　J子さん（1953～）は保健所届け出による第2号患者。

一言を悔やむ母

彼女のお母さん、最初に水俣病と発見された姉妹のお母さんが、死ぬまで悔やんでおられたことがあります。それは、伝染病と言われて、この家族はものすごい差別を受けた。お兄ちゃんが町に買い物に行ってもお金を受け取ってもらえなかったとか、学校に行っても先生たちから相手にしてもらえなかったとか、ずいぶん聞かされました。お母さんは、その原因を自分が作ったと悔やんでおられた。「わたしが馬鹿ンこと言うたばっかりにひどい目にあった」と、亡くなるまで言っておられた。

この家はネコが好きで、ネコを何匹も飼っていたのです。ところが、ネコが一ケ月も飼っているとだいたいおかしくなっていくのです。痙攣がきたり、走り回ったり、カマドのなかに飛び込んだり。次は窓から海に飛び込んだりして死んでしまった。ネコが自殺した、というのです。それで、うっかり医者に「先生、ネコの病気がうつったんじゃないでしょうか」と言ってしまった、それで、ひどい目にあった、と。実は、そうではないのです。普通、家族のなかで同じ病気が出れば、伝染病を疑うのは医学の常識なのですが、お母さんは自分が「ネコの病気がうつったんじゃないか」と言ったばっかりにひどい目にあったと、もう、死ぬまで悔やんでおられたですよ。私は、もう同じことを何遍も聞かされました。

そういうふうに、結局は、環境汚染になった時に誰がいちばん被害を受けるかと言えば、生理的にちょっと弱い人たちが受ける。と同時に、自然のなかに、自然とぴったりくっついている人たちがまず被害を受けるのです。これは、当たり前ですけど、この家に象徴されるように、窓から魚が釣れるぐらいに海にピタッとくっついて暮らしをしているような人たち、あるいは漁師、そういう人たちが真っ先に被害を受ける。

考えてみれば、そういう人たちはもともとお金持ちではないし、大きな権力を持ってもいない。どちらかと言えば、自然のなかに自然に依拠して暮らしている立場の人が多いようです。それは世界中どこへ行っても同じです。生理的にも社会的にも弱い人たちが真っ先に被害を受けるという構造が見えるわけです。

伝染病でなく食中毒

この図（次ページ）は、報告書から取ったものです。非常に素朴な調査がいかに大事かということがわかります。水俣病が発見された時に、医師会と保健所が一緒になって調査をしています。すごく単純なことなのです。患者が発見された時に、何月何日頃に発病したかということを聞いて番号を付けただけのものです。発病の順序を見ていくと、ポンポンと飛んでいる。もし伝染病だったら、番号がつながっていくはずです。今のSARS[注1]のときに、WHOが中国にまだ不十分だと言っているのは、このような疫学調査のことなのです。だから、研究費も精密機械も必要かもしれないけれど、基礎的な調査がいかに必要かということです。この数字を追っていくだけで、水俣湾と関係があることとわかります。伝染病でないということは、すぐ結論が出ているのです。

ところが、そこで弱かったのは医学人なのです。岡山大学の津田敏秀さん[注2]という方が、今、しきりとそのことを指摘されている。要するに、原因はわかっていた、と。原因が魚とわかった時点で、原因はわかっていたというべきだったのです。原因が魚だとしたら、これは食中毒ではないか。食中毒だったら、診断した医者は即、保健所に届け出なければならない[注3]。保健所はそれを受理したら、今度は調査しなくてはならない。ところが「奇病」として保健所に届けても、誰も保健所に食中毒として届け出ていない。食中毒を届けなかった医者は、懲役六ケ月以下、罰金いくらか、と定めがある。津田さんは、私に何百人分

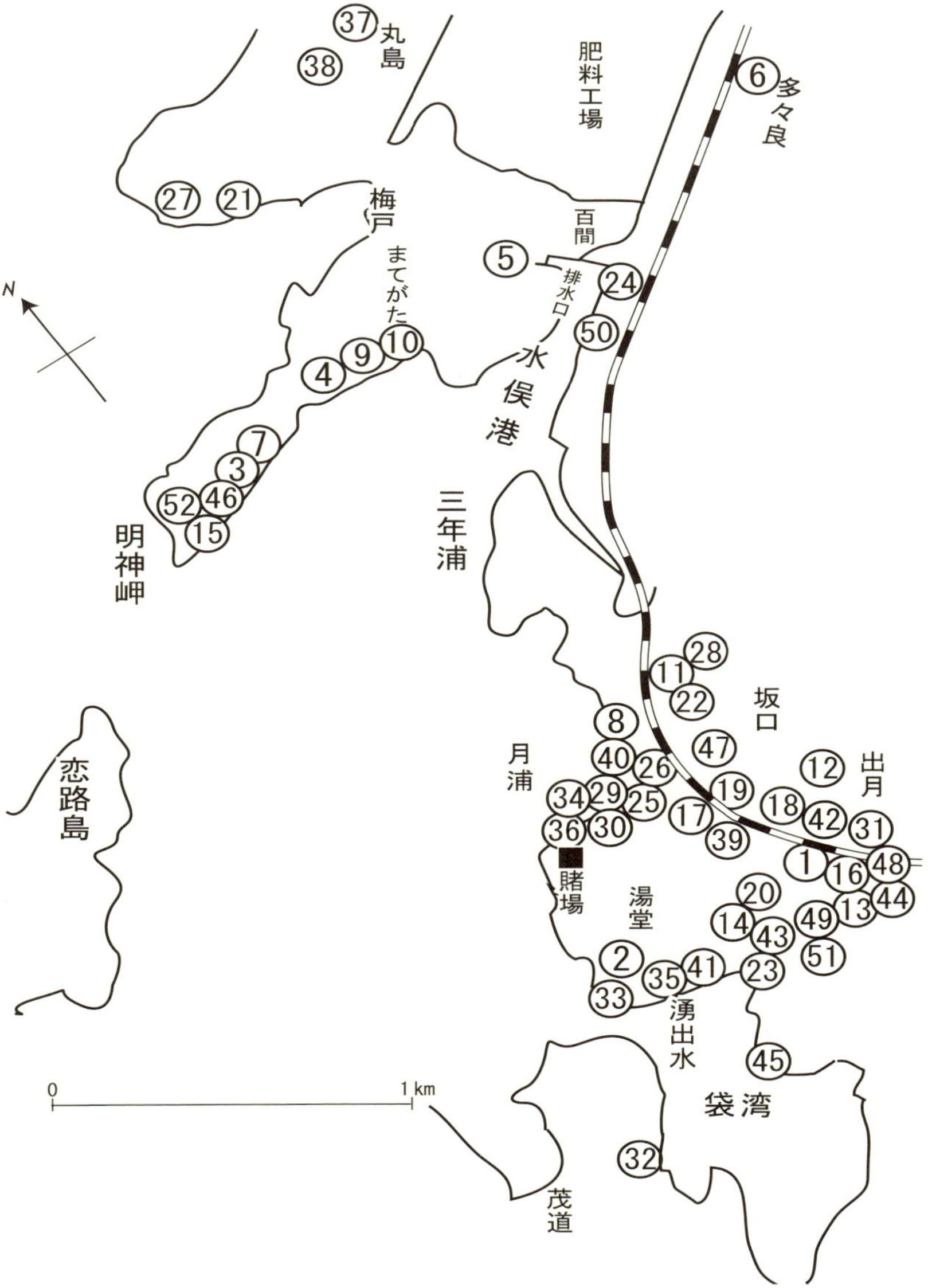

患者の発生分布図　（丸囲み数字は発生順）

も食中毒の届け出をしていないのだから、何年か刑務所に入らなければならないと言うのです。（笑）

つまり、そこをごまかされたのです。原因不明だということで何の対策もとられなかったのですが、魚が原因ということはわかったのです。原因は魚、で良かったのです。それが、魚のなかの何が原因か、ということにすり替えられたのです。

仕出し弁当の話をすると非常にわかりやすい。仕出し弁当で食中毒を起こせば、食品衛生法ですぐ販売禁止と営業停止ができます。「この仕出し弁当であたった」と言っているのに、仕出し弁当のなかの、刺身にあたったか、唐揚げにあたったかわからないから、販売禁止にならないということはない。その原点に返れば、あの時は、魚が原因で、対策を立てるには十分だったのではないか。

つまり、やりかたを間違えたのではないか。魚のなかの何が原因かわからないじゃないか、とチッソに反論されて、熊大医学部陣はうろたえ、その魚のなかの何が原因かということに一生懸命になってしまった。もし、その前に、いや今からその中身を調べるけど魚が原因ということはわかっている、というふうに反論し、対策を迫っていたなら違っていたんです。

注1　ＳＡＲＳ（重症急性呼吸器症候群）は、「ＳＡＲＳコロナウィルス」により引き起こされる致死率が高い疾患で、当初は原因不明の急性肺炎として２００３年にアジアを中心に拡大した。最初の症例は、２００２年11月中旬に中国広東省で発生していたが、世界保健機関（ＷＨＯ）に対してこの症例の報告が遅れ、広東省で発生したＳＡＲＳ患者の治療にあたっていた医師が香港のホテルに滞在し、その時期に同じホテルに宿泊していた人を通じてベトナム、香港、シンガポール、トロントな

ど世界中に感染が拡がった。

注2　岡山大学医学部講師（疫学、公衆衛生学・当時）。現在は岡山大学大学院環境学研究科教授。

注3　これらの義務や罰則は食品衛生法に定められている。

発病ネコの家族は

今、このメチル水銀が原因とわかったところで、ネコを三十日で発病させるとすれば体重1kgあたり1mgのメチル水銀がいります。ということは、とんでもない環境のなかに人々は住んでいたということになります。当時、住民にネコを預け、ネコの発病を調査しているのですが、十年たった時点で、ではホストファミリー（ネコを預かってくれた人）はどうなっちゃったのよ（笑）と気づくのです。市役所を経由してネコを預けていますから、市役所に預け先の名簿がありました。十年ぐらいして、慌てて預かった人たちを調査したら、もうほとんど亡くなっていたんですね。名前はわかっているのだから、せめて、家族だけは何とかしてあげたい、と言っていたのが川本さんです。[注1] 川本さんの言っていたことが、私たちの掘り起こし運動のひとつのきっかけになりました。ネコだけもらってきて、人のことを忘れていた。これは、すごく申し訳ないことをしたと思うのです。

発生地域外(熊本市)健常猫の水俣発生地域内移住飼育実験

No.	性別	体重(kg)	飼育地並びにその経過	水俣移住後発病迄の日数	発病後死亡迄の日数	臨床症状 歩行障碍	痙攣発作	視力障碍	流涎	備考
4	♀	2.1	18/II 茂道 → 22/III 発病 → 25/III 教室 → 29/III 死亡	33日	8日	卌	卌	卌	卌	Frcsenius-Babo法による毒物検査 眼脂著明,(片眼膿様)
5	♀	2.4	18/II 茂道 → 2/IV 発病 → 3/IV 教室 → 7/IV 死亡	44日	6日	卌	卌	卌	卌	〃
6	♀	2.1	18/II 湯堂 → 12/IV 発病 → 13/IV 教室 → 15/IV 死亡	54日	4日	卌	卌	卌	卌	〃
7	♂	2.7	18/II 湯堂 → 11/IV 発病 → 16/IV 教室 → 17/IV 死亡	53日	7日	＋	－	±	－	
8	♀	2.6	18/II 湯堂 → 21/IV 発病 → 24/IV 教室 → 3/V 死亡	65日	12日	卌	卌	卌	卌	Frcsenius-Babo法による毒物検査
9	♀	1.8	18/II 茂道 → 21/IV頃 発病 → 24/IV 教室 → 6/V 死亡	大約65日	大約15日	－	－	－	－	Frcsenius-Babo法による毒物検査 現地に於いて痙攣発作をみる。眼脂著明。

注1　川本輝夫さん（1931〜1999）は、劇症型で死んだ父や自らの未認定を問うことからひとりで活動を始め、行政不服審査請求や自主交渉を闘う。1971年の環境庁裁決や1973年の水俣病補償協定をかちとった後も、潜在患者や未認定患者発掘の先頭に立ちつづけた。また、水俣湾を「負の遺産」として世界遺産とすることを提案した。

アメリカやカナダの例

アメリカにも同じような状況がありました。これは環境汚染ではないので、これを水俣病と言っていいのかはわかりません。メチル水銀で種麦を消毒したものがこぼれて、ゴミといっしょに掃き集められていたのを、貧しい黒人が安く買っていきました。食べてはいけないと言われて、食べずにブタの餌にしたのです。その種麦を食べたブタは、ブタはブーブーとしか言わないですからね、外から見たらどうもなかったそうです。ブタが人間の言葉をしゃべったら、しびれたとでも言ったかもしれないですけど、見た感じではほとんど何もなかったそうで、そのブタを食べちゃったのです。ブタ肉の残ったのを量ったら32 *ppm* のメチル水銀を溜め込んでいたのです。家族全員で食べているのです。そういうふうに、やっぱり貧しい人を直撃しているのです。

カナダインディアンの人たちもです。去年、行ってきました。日本以外で初めて水俣病の審査会がある、メチル水銀に汚染されて病気の人がいるから認定して救済している、と聞いたからです。いちばん少なくて月に150カナダドル、いちばん高額で950カナダドルが支払われるそうですが、これは賠償金ではありません。では、どういうシステムになっているかというと、国と州と企業とが三分の一ずつ基金を出して補償しているのです。その委員会の名前はマーキュリー・ディサビリティ・ボード[注1]というので、マーキュリーが付いているから水銀じゃないかって言いました。しかし、汚染は認めているけど水俣病を公的には認めていないというのが正式見解です。

この人たちは本当に自然のなかに住んでいるわけです。彼らはとにかく獣を撃つか、湖の魚を食べるしかない。獣を食べて、毛皮を売って、それでメリケン粉を買うとかですね。そういう暮らしをしています。開発がどんどん進んで白人と衝突すると、彼らは白人と協定を結ぶ。こう線を引いて、どっちを取るかという具合にです。彼らは猟のために山を取るので、どんどん北に追い詰められていく。

注1　Mercury Disability Board（水銀障害委員会）。

先祖のいのちをつなぐ

森があって、獣もいて、魚がいて、彼らの暮らしがある。彼らは「あらゆる生き物の中に先祖の魂が入っている」と言う。だから、獣を殺すのも、魚も、鳥も、そうですけど、生き物を殺して食べることは、その先祖のいのちをつなぐのだという考え方をしている。いのちをつなぐために、食べる。殺すわけです。そういう思想を彼等は持っていますから、殺すために殺すとか、毛皮のために殺すことを知らなかったわけですよ。自分たちが生きるため、先祖の魂の入っているいのちを食べることでいのちをつないでいく発想からは、むやみやたらに毛皮のために獲ったりはしなかったはずです。

ところが、白人が入って来て、毛皮を欲しがる。それで、毛皮のために獣を殺していく。あるいは、スポーツ・フィッシングやスポーツ・ハンティングという遊びのために獣を殺す。そのガイドをして暮らしを立てていく。非常に矛盾しています。そして、環境破壊や公害がこの人たちを直撃する。

カナダはきれいで、憧れている国のひとつです。日本の場合、狭かったから線引きができなかった。四日市も水俣もそうであったように、公害地のなかに人も住んでいた。カナダの主な産業はパルプと鉱山なのです。パルプと鉱山と、そして観光です。観光と、パルプと鉱山は両立しないですね。カナダは広いから、線引きをして、ここはお客さんに来てもらう観光地だけど、こっちは開発しちゃおうという人たちがいるわけです。そして、そういう開発されるところに、この人たちが住んでいたのです。

差別が被害を拡大する

私は、水俣であのひどい差別を見た時に、水俣病が起こったから差別が出たと思ったんですね。ずっと思ってました。ところがあちこちウロウロする間にそうではないと気づきました。もともと差別されているところに、全部のしわ寄せがきているのだということがわかってきました。先ほど言ったように、水俣の場合も、現地では最初から差別されていた人たちがいたわけですよ。だから、彼らに手を貸そうともせず、助けようともしない。しかも、水俣病はあの人たちの病気だと言って、線を引き、自分たちは関係ないという立場をとったのです。それが被害をどんどん大きくしていった。この構造が見えてきたのは、カナダでした。

このカナダインディアンにしても、みなさんご存知だと思いますが、インディアンという言葉自体が差別なんですよね。NHKなんかでは、使わないでくれと言われました。インディアンの酋長、酋長という言葉も使わないでと言われた言葉ですが、酋長たちに訊《き》いてみました。私は、インディアンっていう言葉は差別じゃないか、そうなのか、って。「いや、使っていい」と言うのです。そのかわり、「これはどういう意味でできた言葉なのか、あるいは、我々がインディアンという名のもとに、今どういう差別を受けているかという現状を理解して使ってくれ」と言ったのですね。ここが、先ほどの水俣病の名前をただ変えればいい、という話と全然違うのです。「どうぞ使ってください」と。「意味を知って使ってください」と言うんですから。もう、ものすごく感動しました。

水銀で魚が汚染されているということは、魚を食べる獣や鳥が減っていくということです。例えば、鳥が卵を産んでも孵化しないとかですね。そういう話がいっぱい出てきています。七〇年代にこういうことが起きてきて、今日までずっと引っぱってきています。

胎児性患者との出会い

話は変わりますが、私が水俣から離れられなくなった理由は、もうひとつには、胎児性水俣病との出会いです。これは、原点として、あちこちでお話したことなのですが、水俣を歩いていたときのことです。たまたま、縁側で子どもが遊んでいて、すぐ兄弟だとわかりました。それで、お母さんに「二人とも水俣病ですね」と訊いたところ、「お兄ちゃんは水俣病だけれど、下の子は違う」と言われたのです。思わず、「どうして」と訊いてしまい、叱られてしまいました。「どうしてって、先生たちがそう言われたとでしょうが」と。こっちは知らないものですから、「は？」となりました。

よく聞いてみると、要するに、お兄ちゃんは魚を食べて発病したから水俣病、下の子は生まれつきだから脳性小児麻痺だと言われたんですね。私は納得しました。当時の医学の常識では、毒物は胎盤を通らないというものだったのです。だから、そうか、魚を食べていないのなら水俣病ではないと納得したのです。

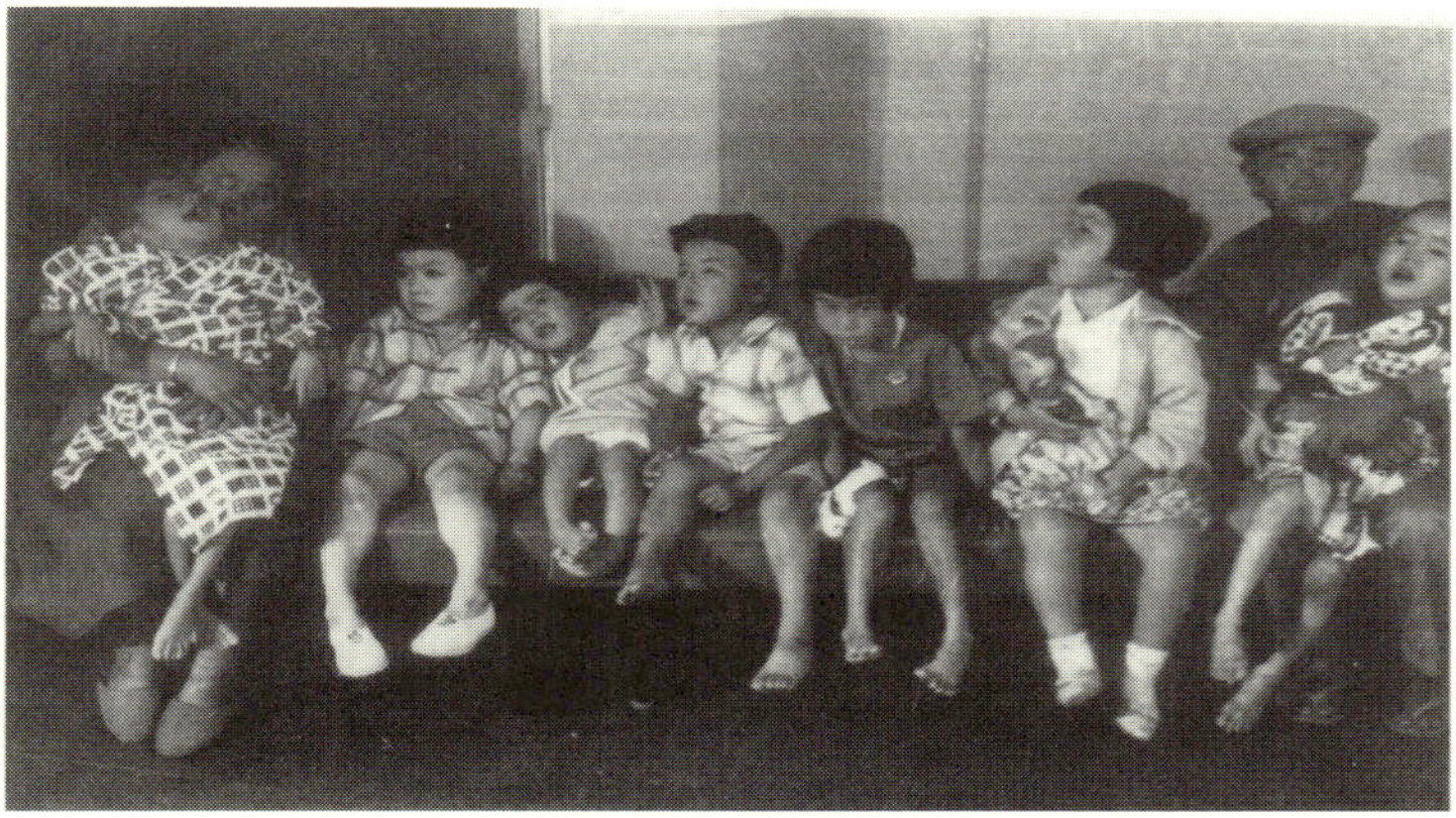

多発した脳性小児麻痺（1960年原田氏撮影。1962年に胎児性水俣病と診断。）

ところが、お母さんは全然納得していないのです。「先生たちはそう言うけど、私たちはそうは思わない」と。この子どもたちのお父さんは、漁師で発病して二十八歳ぐらいで熊本大学病院で亡くなっていました。同じものを食べて、お父さんは発病し、上の子も水俣病になり、私も同じものを食べていたけれど、その頃妊娠していて、私はそんなに症状がない。だから、自分の食べた水銀がこの子にいったのではないか、と。それは、当時の私たちの常識ではありえないことで、非常識で、素人の話です。ところが、熱心に「あの村で同じ年に生まれた子どもたちがみんな同じですよ」と指差すのです。まわりの子どもたちを見れば、それは、誰が考えてみても、お母さんが正しいと思うでしょう。ひとりひとりを見れば、確かに脳性小児麻痺かも知れない。しかし、何が原因でそうなったのか。それで、市立病院に子どもたちを集めてみたのです。ぞっとしたですね。

そして、これは、ひょっとしたら大発見かもしれないと思いました。毒物は胎盤を通らないのが定説なのですから。それが胎盤を通るということになったら大発見ですから、一生懸命になりました。熱心になればなるほど、この子どもたちを市立病院に何度も呼びつけたわけです。私はリストを持っていて、市役所に何月何日に集めてくれと言うと、市役所が集めてくれました。そうしているうちに、あるお母さんに「先生が熱心なのはわかるけど、この子たちはひとりだって、ひとりで病院に来られる子はいない」と言われたのです。親が仕事を休んで連れてこなければならない。そうするとその日の日当がもらえない、今、その日当がもらえないとつらいんだ、苦しいんだ、と。初めは日当を払おうかと思ったですよ。でも、考えてみれば私がいちばんヒマだったんです。それで、地図を書いてもらって、訪ねていくことになったのです。それが、良かった。

人が足を向けないようなところに入って行きました。そうすると、今まで見えていなかったものがいっぱい見えてくるようになったのです。やはり市立病院に来るときは、それなりにきれいな格好をして子どもたちは来ます。親心です。ところが、実際、家に行ってみると、子どもたちはウンチとオシッコにまみれて寝かされているんですね。親たちは働きに行っていないのです。

また、お母さんたちも、自宅だからこそ口を開いてくれる。病院の診察の場では言わないことを、です。つまり、お母さんたちが私たち大学病院のスタッフのことをどういう目で見ているのか、行政に対してどう思っているか、どこにどのような子どもがいるのか、いろいろな情報が入って来ました。とても貴重だったです。

胎児性患者をどう証明するか

私は胎児性水俣病の発見者だと思ったんですけど、調べてみたら、みんな気がついていました。気がついていて、ただ、詰め手に欠いていたのです。それで、みんな実験で証明しようとしたのです。一生懸命、ネコでやろうとしていたのですが、これがむずかしい。ネコを水俣病にするのは簡単なのですが、ネコが妊娠しているかどうか確認できない。結局、モタモタしていて実験ができなかったのです。それで、動物実験じゃなくて、どうやったら証明できるやろうか、とね。

今までの失敗に学ぶわけで、どうして先輩たちは行き詰まったんだろうか、と。まず、小児科グループは、一般の脳性小児麻痺と違うじゃないかと思って、一生懸命、診ました。ところが、幼い脳がやられた場合、原因がちょっと違っていても、似たような症状になってしまうので、症状の差はつかなくなっているんですね。次の神経内科グループは、水俣病なのだから水俣病の共通点が何かないかと考えた。そしたら、お腹のなかで中毒になったのと、生まれてから魚を食べて中毒になったのと、やっぱり症状が違うんですよね。ひとつには、感覚障害[注1]とか視野狭窄[注2]というのが水俣病の特徴ですが、あの子たちの視野や感覚障害をはかれないわけです。それでもう行き詰まった。だからどちらのグループもだめだ。そして、小児科グループと神経内科グループは、動物実験に入っちゃったんですね。私たちはいちばん最後から取り組むことになりました。まず、患者を診て、症状は同じだから、同じ病気だということを証明することにしました。同じ病気だから症状が同じだ、と。これはわりと簡単にできました。ひとりひとりの症状を細かく分類して、積み上げていくわけです。

二段階として、発生率を見ました。発生率が非常に高かった。異常ですよ。一般の脳性小児麻痺は、あの頃の日本の発生率は高くて0・2%ぐらいでした。それが、水俣では9%ぐらいでとっても高いわけです。

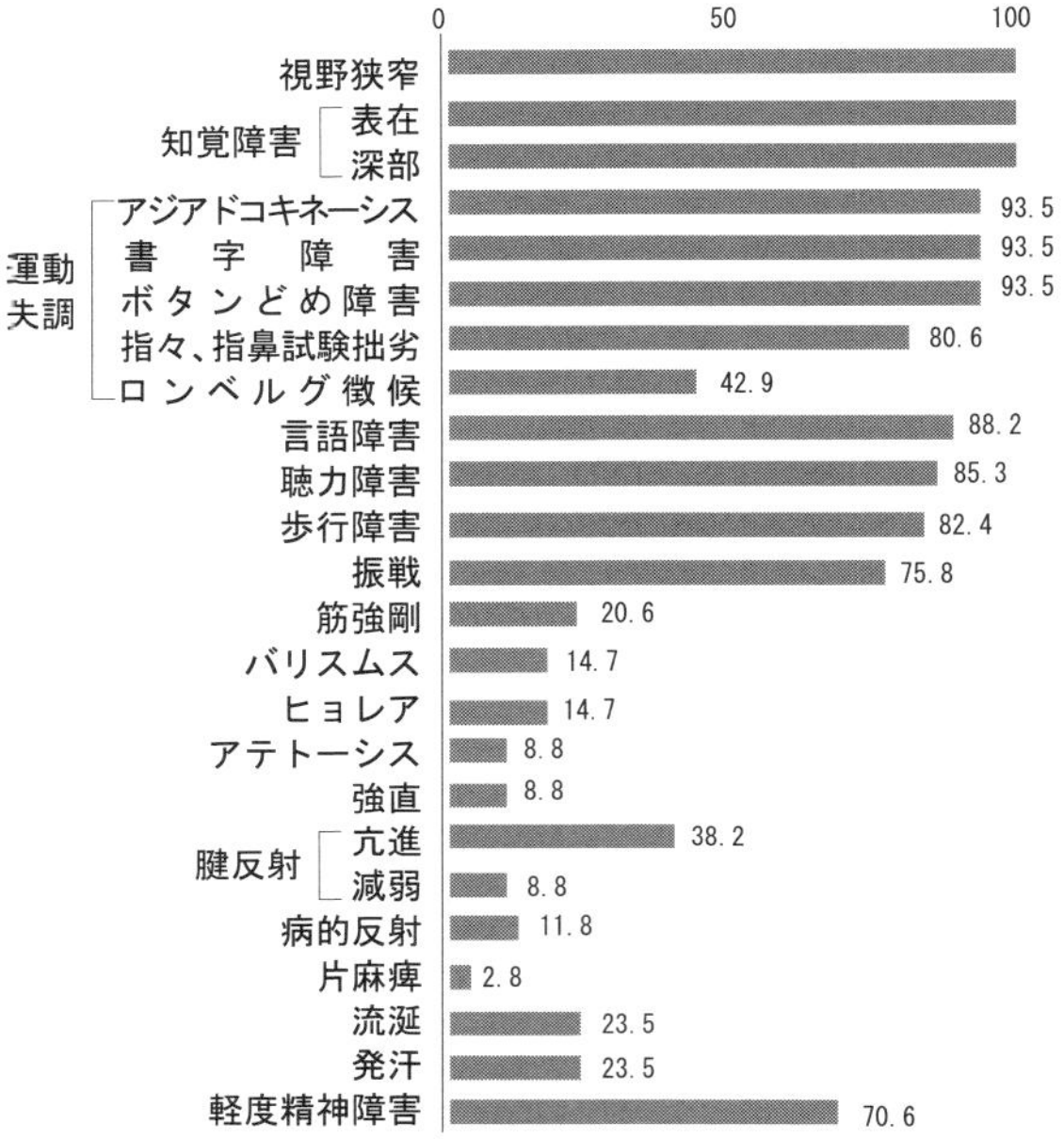

水俣病の病状発現頻度（34例/1960年）

（徳臣：「水俣病ー有機水銀中毒に関する研究」p.48,1966）

それから、発病時期、発生の場所が水俣病と完全に一致していること。それから、妊娠中にお母さんが魚をたくさん食べた、家族に水俣病がいる、お母さんも詳しく診ると軽いけど症状があるということなど状況証拠を集めた。柔道で言えば、一本じゃないけど、有効を何本か重ねると一本にする、という発想なんです。

それで、これを組み合わせて、証明できたと言ったのですが、誰もあまり信用できなかったんだね。学会で発表したら、偉い人から、「胎盤を毒物が通るなんて、大変なことなんだ、大変なことを軽々しく言うな」と言われました。生意気だったですから、「軽々しく言ってません」と、言い返しました。事実、私は軽々しく言った覚えはないですから。当時の常識からだと、そう言われたくらいだったのです。誰も注目してくれなかったです。

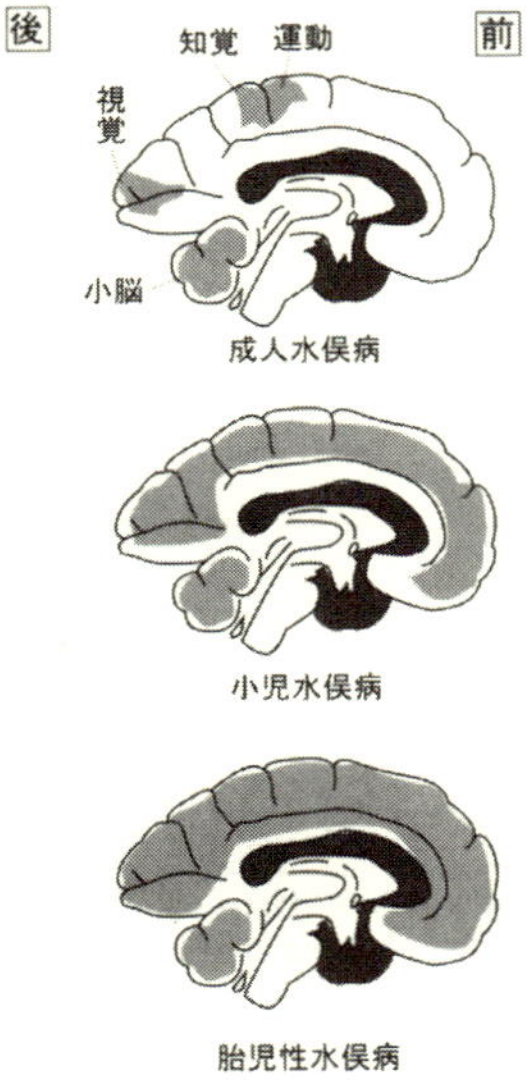

脳病変の特徴（資料：熊大研究所編「水俣病ー有機水銀中毒に関する研究」武内論文）

けれども、たまたま、ひとり死んだのです。武内病理学で解剖して、世界で初めて胎盤を通ったための水俣病と発表した。そこで初めて、同じような症状だから、同じ病気だろうというのが生きてきたのです。

注1　手足が、とくに先端部から感覚が鈍り、しびれる。水俣病の症状のひとつ。
注2　視野が竹筒から覗いたように狭くなる。水俣病の症状のひとつ。

月でなく年三万円の見舞金

この年の昭和三十七年（一九六二年）十一月に、十七人が胎児性水俣病として正式に認められた。それで、やっと見舞金が出た。親から、「おかげでお金が入りました」と言われたんですよ。「良かったね、いくらだった？」と訊いた時、「三万円」と言われて、私はてっきり月三万円もらったと思った。私は迂闊《うかつ》でした。ずーっと後で気がついたのですが、年に三万円だったのですね。だけど、あの時、お母さんたちは、それでも生きているうちに卵のひとつも買ってやれるって感謝したんです。

そのことを、裁判の時にチッソが言ったので、頭に来ました。当時は感謝していた、なんてことをチッソが言うから、何言ってんだって思ってね。本当に、当時三万円なんて冗談じゃないですよ。私は月に三万円でも安いと思った。だけど、私はてっきり月額と思ってるもんだから、まあ、お母さんたちもこう言っているなら良いのかなと思ってました。それくらい無知だったんです。どうやって補償金が出てくるか、システムも知らないし、何も知らなかったですね。

今は、胎児性水俣病として六十四人を確認しています。みんなひどい症状の人ばかりです。だから、もうちょっと軽かった人たちはたくさんいたと思います。あるいは、まだ私たちのアンテナに引っかかってこない人もいるかも知れない。だから、二年前に出水《いずみ》市でまたふたり[注1]が胎児性水俣病と認定されたのには、もうびっくりです。このふたりの症状はひどいですもん。

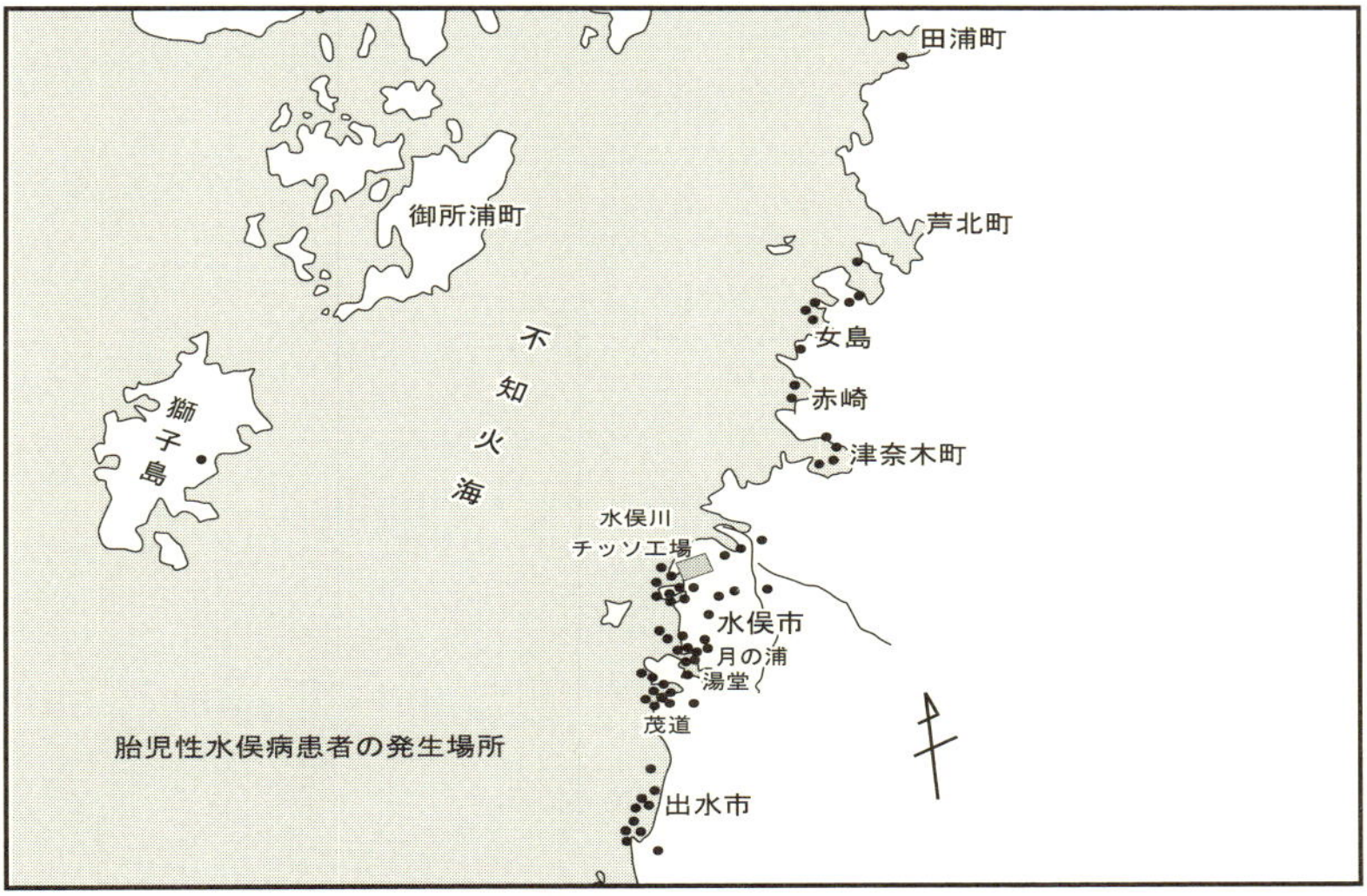

胎児性水俣病患者の発生場所

注1　2000年3月、鹿児島県出水市で36歳の男性が、同年12月、同じく出水市の39歳の女性が水俣病と認定された。

証拠としてのヘソの緒

私は、軽い水俣病の診断に自信があります。というのは、胎児性水俣病の子どものお母さんは、確実に汚染されているはずですね。お母さんの症状は軽いんですよ、一般的に。「診察させて」と言っても、「私ゃどうもないで」って逃げるのですが、それを押し留めて診察すると、自分でもびっくりするぐらい、鈍くなっているんですね。「あれ、私はこんなに鈍くなってたの」なんて。じわーっと鈍くなってるので、世の中こんなもんと思っておられたところが、針でつついて血が出ても感じないので、ご本人がいちばんびっくりしておられる。そういうケースをたくさん診てきたので、軽いって言ったら悪いけど軽症の水俣病診断に自信があった。胎児性のお母さんたちを多数診てたから、わかった。これも確実ですから。

ヘソの緒が残っていて、胎児性水俣病の子どもたちのを集めました。うちの子が生まれたんで、気がついたのです。証拠がない、と言われてたけれど、証拠はあったじゃないかと思って、夜は眠れんぐらい興奮しました。あちこち電話をかけまくったら、みんながヘソの緒を集めてくれました。いやあ、水銀値を測ったら、見事に環境汚染と平行していました。これは、実は、怖いデータなんですよね。子宮は環境である。だから、環境を汚すことは、子宮を汚すことになる、という怖いデータなんです。

何年かして、東京大学が動物実験をしてくれたときのスライドです（次ページ下）。これはアイソトープ、つまり同位元素・放射線を使うので、うちの大学ではできない。実験室も道具もないですから。

（1）正式に水俣病が発見された年
（2）水俣病の原因が工場排水によるメチル水銀中毒であることが明らかになった
（3）長期の労働争議による生産低下
（4）廃水を閉鎖循環式に変更
（5）アセトアルデヒド生産中止

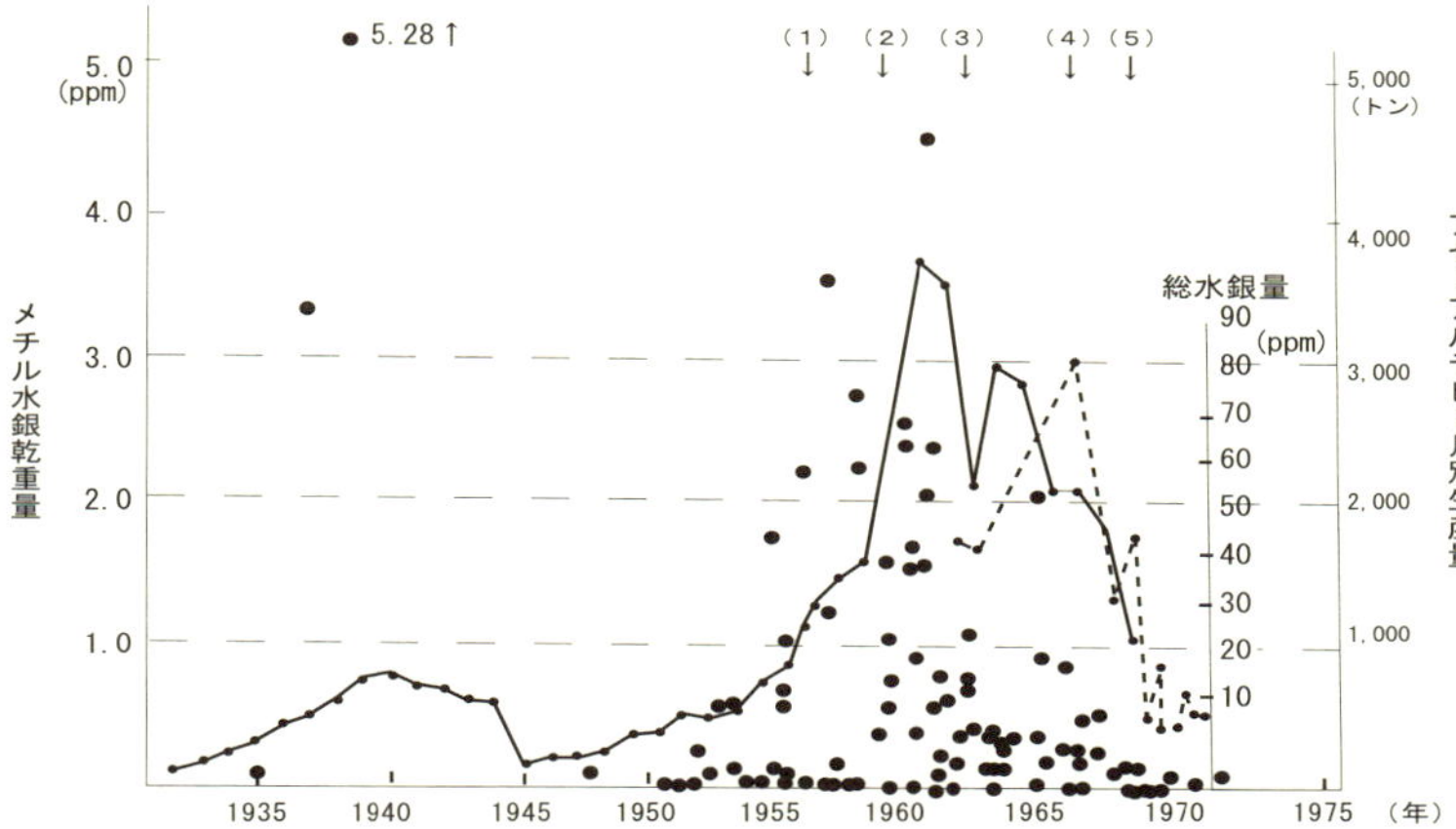

—— 線は水俣工場のアセトアルデヒド月別生産量、目盛りは右側、単位トン。
---- 線は水俣湾内アサリ貝の水銀量(総水銀で乾重量：藤木による)、目盛りは右側の図中、単位ppm。
●印は、患者の生まれた年月と臍帯含有メチル水銀をあらわす。目盛りは左側、単位ppm、乾重量。

臍帯のメチル水銀量とアセトアルデヒド月別生産量(水俣湾産貝中水銀量との関係)

臍帯のメチル水銀量とアセトアルデヒド月別生産量（水俣湾産貝中水銀量との関係）

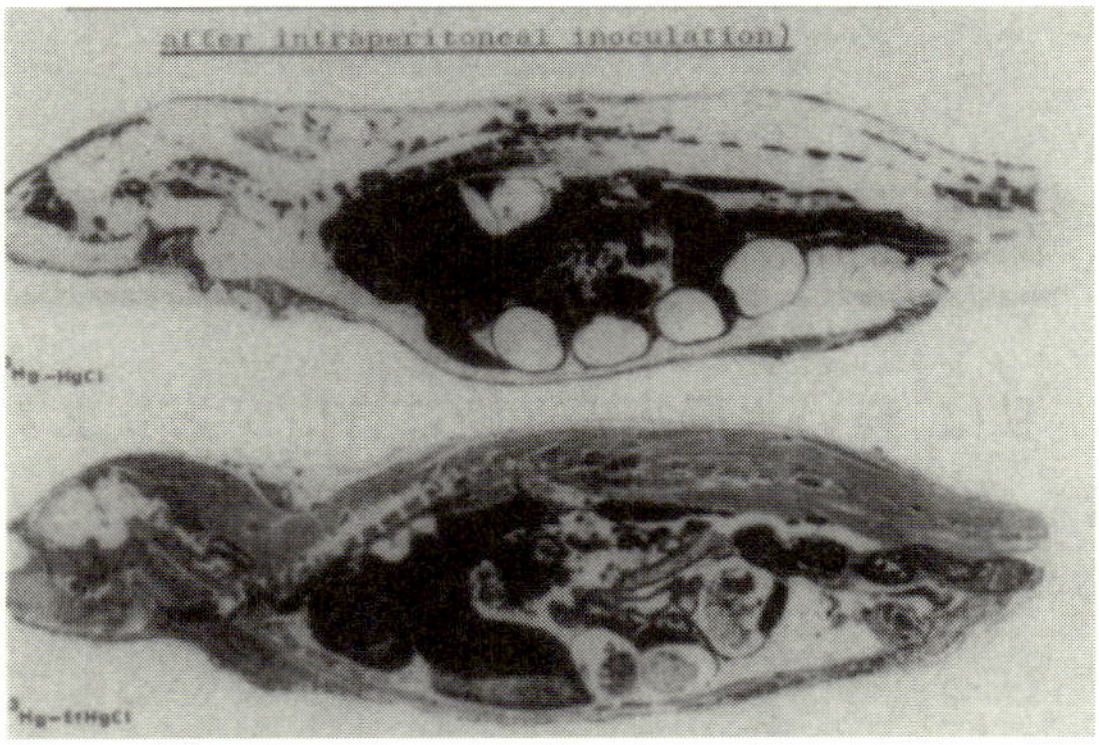

胎児性水俣病の動物実験

上）無機水銀をラットに与えた。肝臓、心臓、骨髄に水銀が入っているが、胎児には入っていない。

下）有機水銀の投与。有機水銀は全身に入っており、胎児にも入っている。

無機水銀と有機水銀

無機水銀は、肝臓、心臓と骨髄に入る。臨床的にもよく一致します。無機水銀は、血液の異常、骨髄の異常を起こし、肝臓と心臓に入り込みますが、胎児にはほとんど入っていない。ところが、有機水銀を注射すると胎児にまで入るんです。これはもう歴然としてます。

もうひとつ付け加えるなら、水俣病は基本的には全身病なんです。見てください。はっきりしてます。全身に有機水銀が入り込んでいます。どうして神経だけなのか？　全身いたるところに有機水銀が入っている。これは、写真を見ただけでわかる。こんな単純なことをどうして認めないのかと思う。こんな単純なことを三十年間も裁判で争っている。バカバカしいっていうか、腹が立つんですよね。白木博次先生[注1]という人がいて、これを一生懸命、主張されるんですが。水俣病は基本的には全身病と考えた方が科学的です。

注1　1941年東京帝国大学医学部卒業。元東京大学医学部教授。スモン訴訟、ワクチン禍裁判、水俣病訴訟などの裁判で法廷に立つ。著書に、『全身病──しのびよる脳・内分泌系・免疫系汚染』など。

外国では微量汚染を重視

胎児性水俣病は、胎盤を通って中毒が起こることを証明した人類初の事件。だから、水俣病のもつ意味や大きさが明らかにわかる。私たちが六十何人胎児性水俣病と診断している人たちは、あまりにもひどい人たちばっかりですが、外国では軽症の人たちを問題にしています。今度キンメダイで問題[注1]になったように、妊娠しているお母さんは特別に基準を決めるべきではないか、普通の大人の安全基準にあてはめてはいけないのではないか、などは、外国ではすでに取り組んでいることです。日本だけそういう研究も調査もしていないわけで、脳天気なことをやっているのです。

例えば、北極圏のフェロー島。夏は日が沈まない。木がないんです。だから、何を食べてるかっていうと、クジラですよ。だから、髪の毛の水銀値が高いんです。それでも、安全基準の50ｐｐｍは越えていない。デンマークの学者たちは、安全基準より下だけども、高いと言っています。妊婦は大丈夫か、と言ってですね。そして、生まれた時の母親の毛髪水銀値と、その子が育っていく七年間をずっと追跡しています。

ニュージーランドでは、十二年間も追跡してます。そういう息の長い研究を、どこの国もやってるんです。いちばんしなければならない日本が、いちばん何もしていない。

結論は、髪の毛の水銀値が50ｐｐｍ以下だと、いわゆる私たちが言う胎児性水俣病患者はいなかった。

ところが、注意力、集中力、言語認識、それから記憶力で差が出てきます。日本で言う胎児性水俣病というのは認められてないけれど、母親の毛髪水銀値が10から20ppmぐらいでお腹のなかの子どもに影響がありそうだというデータが出ているのです。そういう指摘の論文が、世界で4本も出てきた。また、アメリカのグループは、安全基準以下だったら妊婦に影響しないという論文を出してきている。

しかし、アメリカとEUは、科学的に決着がちゃんとついてないにしても、政策的には危険度を採りましょうとしています。EUやアメリカはですね、妊婦に対して魚をたくさん食べること、特に巨大魚の大量摂取をやめるように勧告したんです。[注2]二年前の国際会議[注3]の時に、日本も「どうして勧告しないのか」と言われています。その時、日本側はなんて答えたかというと、「マグロは値段が高いからあまり食べないとか「クジラはもう食べてない」とか、そんな脳天気なことを言ってたわけです。

注1　厚生労働省は2003年6月3日、魚類に蓄積するメチル水銀が、胎児や乳児の精神発達などに影響を及ぼすことから、妊婦らに対する具体的な勧告を実施。欧米などが、水俣病などを教訓にして魚類から摂取する水銀による人体への悪影響を防ぐため、妊婦や授乳期の女性らに摂取を控えるよう勧告を出していることに対応したもので、厚労省は「カジキ、キンメダイなどに含まれる水銀が胎児に悪影響を及ぼす可能性がある」として、妊婦は食事1回当たりの摂取量を60〜80gとして、週2回以下にするよう注意事項として呼び掛けた。マグロについては0・74〜1・08ppmと濃度が高かったが「日本人の平均摂取量（1回あたりの摂食量が20g程度）からすると問題ない」として対象外とした。しかし、イギリスやカナダでは、マグロについても食べ過ぎないように妊婦や授乳期の女性らに指導している。（2005年より日本でもマグロの摂取量に対してもキンメダイなどと同等の注意事項に加えた。）

注2　アメリカ環境保護局は１９９５年、胎児への影響を考えて、１日の水銀摂取量をＷＨＯの安全基準量（人間の体重１kgあたり０・５マイクロｇ）の約5分の1という厳しい基準を設けた。

注3　２００１年10月の第6回水銀国際会議のこと。正式名称は「地球環境汚染物質としての水銀に関する国際会議」。スウェーデンで１９９０年に初めて開かれてから、2~3年ごとに世界各地で開かれている。２００１年第6回大会は、水俣病の教訓を研究に生かしてもらおうと水俣市が誘致した。

日本での突然の警告

しかし、外圧に耐えかねて、今度、勧告した。ところが、今まで黙っていて、突然言うもんだから、みんなパニックになっちゃった。今頃、パニックになったって、もう手遅れですよ。もっと高い頃があったのですから。しかし、クジラばっかり食べる人とか、マグロばっかり食べてる人とか、とりわけやっぱり妊娠している人は危険です。だから安全性からいけば、百万人にひとりでもそういう特別の人がいたら、やっぱり勧告するのが正しいだろう。政策的には正しいと思います。ただ普通に食べてるなら、そんなに急にパニックにならなくて良い。

電話が掛かってくるんですよ。うちの娘が妊娠してるんだけど、サンマならどのくらい食べたら良いんだろうか、とかですね。そんなにパニックになることはないと思います。水銀の高い魚は決まってます。マグロが対象になっていませんが、サメとかフカとかが水銀値が高い。

そんな魚を妊婦が特別に大量に食べなければ、パニックになることはない。もう三十年ぐらい前からこの議論があるわけで、今ごろ突然勧告するから、みんなびっくりしちゃう。情報は、常に公開しておかなければ。突然、言うからパニックになってしまうんですね。

ＰＣＢも胎盤を通る

次に、カネミ油症[注1]に触れます。最初、カネミの発表の時、皮膚の症状と思ってたから、あんまり私と関係がなく、私とはちょっと領域が違うなと思っていたんです。ところが、黒い赤ちゃん[注2]が生まれたというニュースが入ってきたんです。それで、これは胎児性水俣病と同じではないか、と。当時、有機水銀は胎盤を通るのに、無機水銀は通らないのは何故だろう、とずっと考えていたところでした。ＰＣＢが胎盤を通るのと関連あると思って、調査をしようと思ったんです。

ところが、患者さんがどこにいるか、わからないんです。いろいろ手を尽くしてわかったことは、五島列島[注3]にたくさんいるということでした。これがわからない。どうして五島列島に？

とにかく行くことにしました。一応、仁義を切らないわけにいかない。五島列島は長崎大学の縄張りだから、それを荒らすことになるので、長崎大学に挨拶をしようと思って連絡を取りましたが、誰も無関心。誰も調査をしようともしていないし、患者のリストも持っていない。「あ、そうですか」みたいな調子でした。あ、なら勝手にして良いと思って、その時、久留米大学の小児科の先生と公衆衛生学の先生と私と三人で、あと若いのも連れて調査に行ったんですね。

それでわかったんですが、普通の赤ちゃんとカネミの赤ちゃんと比べた時、はっきりしてるのは、まず、生まれた時に体重が少ない。肝臓が腫れてる。赤ちゃんの肌ってのは、本当はピンクできれいじゃないですか。ところが、ガサガサしてるんですね。そして、黒かった。

精密機械もなんも使ってない単純な調査ですが、体重と色が黒かったかどうか、たった二つの要素を組み合わせて調べると、それだけで実に色々なことがわかるんですね。水俣病はずっと汚染が続きました。カネミの場合は、食べた期間がある程度特定できるわけです。特に、島の場合は、いつ仕入れたかわかって、店が一軒しかなかったから、みんなそこで買ってみんながかかっちゃった。北九州なんかでは、店がいっぱいあるから、運悪く買ってしまった人がなっているのですが、それでも、みんなある程度期間がわかってる。その時、お腹にいる子が、黒い子になった。それはわかりやすいですね。それが水俣型というか、胎児への直接曝露で症状が出るのですね。カネミ油症の場合を調べてみると、食べるのをやめてから、だいたい三年ぐらい、二年以上して黒い赤ちゃんが生まれてるんですね。ということは、有機塩素系の化合物というのはほとんど体外に出なかったのではないか。有機水銀よりはるかに出が悪い、排泄が悪い。だから、妊娠して赤ちゃんが生まれ出る時に、おそらくいっしょに出る。これは何だろうなということですよね。生物の原則性に反するんじゃないですかね。

注1　１９６８年、西日本を中心に起きたカネミ油精製時に混入したＰＣＢによる食中毒被害。
注2　母親の胎内で受けたＰＣＢ汚染により、皮膚症状をもって生まれた新生児。コーラ・ベビーともいう。
注3　長崎県の西部にある１４０あまりの島々。五島列島最大の福江島が政治・経済・交通の中心となっている。

クリスチャンの母たち

行ってみて、わかったんですけども、どうして五島列島に胎児性が集中してるんだろう、と。行ってみたら、お母さんたちがみんなクリスチャンで、ずいぶん悩んで、神父さんに相談したりしているのです。北九州とか筑豊では、黒い赤ちゃんが生まれるというので堕ろしちゃった人がいる。あるいは流産した人がいる。五島では、お母さんたちがクリスチャンで、悩んで悩んで、神父さんに相談したりするんだけども、結局、中絶はしてないんです。で、ここに集中的に胎児性が発生してたということですね。行ってみたら小さな教会が村々にありました。お母さんたちがみんなクリスチャンだった。これはすごいことだと思うんです。

ベトナムの枯葉剤被害

胎児性障害のうちで重大な意味を持つものに、枯葉剤の問題[注1]がありました。ベトナム戦争のことです。人類史上、初めて、720万ℓという膨大な枯葉剤を二百万人という人の頭の上からばらまいたんです。壮大な人体実験をやったわけです。その結果が、ベトちゃん、ドクちゃん[注2]みたいな先天異常を生んだのです。私も直接、分離手術するから日本から援助してくれと言われたんですが、私は手術に反対したんです。だって、骨盤はひとつしかないですから、切り離すといっても、どうやって切り離すんだ、どっちかひとりを犠牲にするんじゃないか、と思ったんです。私は最後まで反対して、日本に口をきいてやるなどとはしなかったです。それで少し仲が悪くなったです。しかし、日赤が医療機械を提供し、手術はむこうがやるということで折り合いがついたようですが、見事に手術に成功したんですね。そのかわり、片方は骨盤がないから、ぐにゃぐにゃになっちゃった。

このような結合性双生児というのは、日本でも何十万人にひとりぐらいは生まれるわけです。だから、この症状だけが、非常に特異なものではないわけです。しかし、ベトナムではあまりにも多い。私が確認しただけでも手術したのが四例あるから、八人でしょ。ある子たちは、見てる目の前で死んじゃった。生きてるのがベトちゃんドクちゃんを代表として、何人か。あとは、死んじゃってるんですよね。背すじが寒くなったですよ。

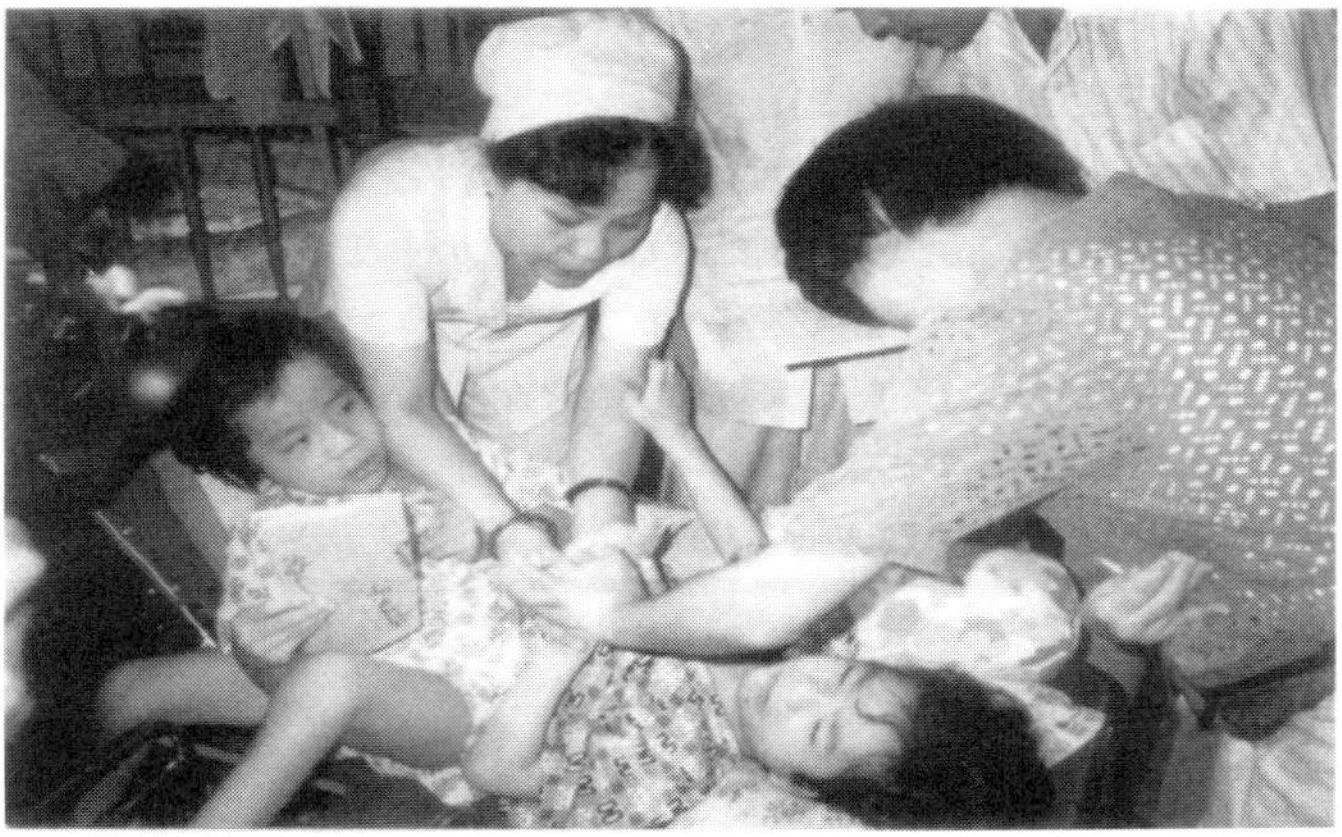

ベトちゃんドクちゃん（1988年原田氏撮影）

分離手術が成功して、生きてるのは四組。ほかは死んでしまって、ツーズー病院の遺体室に保存されています。その数は三十余組です。残念ながら、管理が悪いんで、親の名前も生まれた日も場所も、ラベルに書いてあったものが消えてしまっています。調査が不完全なまま終わったんですね。本当はちゃんと調べていけば、いろんなことがわかったと思うのです。ベトナム側の責任だけでもないんですけど、やっぱり戦後、解放になってから、とにかく国づくりが大変だったし、モノはないし、カンボジアと戦争するし、なかなか余裕がなかったと思います。また、タイニン省というところへ行ったら、牛の結合児のホルマリン保存のものが出てきた。あんまりひどい状況なので、私たちは農村へ行ってみて確かめてみたいと思いました。

これも、水俣との縁なのですね。これは、坂本しのぶさん[注3]とお母さんたちが、ベトちゃんが日本に来た時に、フォン院長が「検診車もない、救急車もない」と言ったのを聞いて、水俣で募金を集めたんです。募金を集めて、阪南中央病院という大阪の病院が中心になって、救急車を贈った。救急車と言っても中古なんですけど、舟で運んで、二台を贈りました。これがきっかけで、枯葉剤影響調査を始めたんです。本当に悔やまれますが、もっと早くこういう調査をしたかった。私は、早くから言ってはいたのですが、実現しなかったんです。もちろん国はアメリカの犯罪行為を暴くようなことに金は出さないですしね。おととしだったか、厚生省の人が訪ねて来て、「先生たちはベトナムを調査したけども、ベトナムの調査はどうやって入ったんですか？」と、突然、訊かれました。国内でダイオキシンが問題になってきて、予算がついたらしい。だから、ベトナムを調査しよう、と。今ごろ調査してもしょうがない、三十年たっているんですから。いや、しょうがないことない。今からでもすればいいんですが、したかどうかわかりません。私が「遅すぎる」って言いましたから。どうしたか知りませんが、調査結果を発表しなければ、予算をつけて調査しても何にもならないわけですよ。

注1　1960年代初頭から1975年4月30日まで繰り広げられた南北ベトナムの戦争で、南ベトナムを支援したアメリカ軍はゲリラ戦に対抗するため、熱帯雨林のジャングルに大量の薬剤を散布して木を枯らしてしまう戦術をとった。

注2　枯葉剤が原因と思われる男児の二重体双生児。来日したことがある。

注3　1956年生まれの胎児性水俣病患者。ストックホルムの第1回国連環境会議（1972年）には、患者として参加し、水俣病を世界に訴えた。

水俣病からグローバルに

水俣のことを一生懸命やってると、世界につながっていくんですよ。結論に行きます。今、お話したように、胎児性の問題は重大な問題で、人類がほんとに初めて経験した。だから、胎児性の問題をやっていたら、いろんなところに広がっていっちゃった。グローバルな視点は確かに大切なんだけども、足元の問題をやっていると自然とグローバルな問題になっていって、足元の問題を取り組まないでグローバルな問題の取り組みってのはないんじゃないかと思ってるわけです。

私は世界中を歩きました。我ながら、よく歩いたと思います。三十年ですから、一年に三ケ所歩いても、百ケ所ぐらいになるわけです。歩いたなかで、水銀問題というと、カナダの問題、それからベネズエラ、アマゾン、中国の吉林、東欧。それからビクトリア湖ですが、あとは枯葉剤とか、ヒ素中毒が多いですね。自然のヒ素もありますが、インドのヒ素中毒事件[注1]なんて、もう患者が百万単位ですから、すごいんです。全部、水俣のつながりで出て行ったんですね。

注1　ガンジス川流域で起きた地下水汚染によるヒ素中毒事件。

アマゾン・ジャカルタ・タンザニア

アマゾン川流域では、十歳ぐらいの子が労働者として働いてます。金を採ってます。この砂金を採る時に水銀をぶち込むわけです。混ぜると金が水銀のなかに溶けてくるから、砂を洗い流して、この金を含む水銀、アマルガムを焼くんです。そして蒸気にして水銀をとばしてしまうと、金だけ残る。蒸気を吸っちゃうと非常に危険なんです。労働者に水銀中毒がいっぱい出ている。これが最初のころ、水俣病発生の誤報になったんですね。つまり、水銀中毒と水俣病をごっちゃにしてるから、水銀中毒イコール水俣病となったのです。しかし、これは明らかに労働者の無機水銀の中毒で水俣病ではないのです。

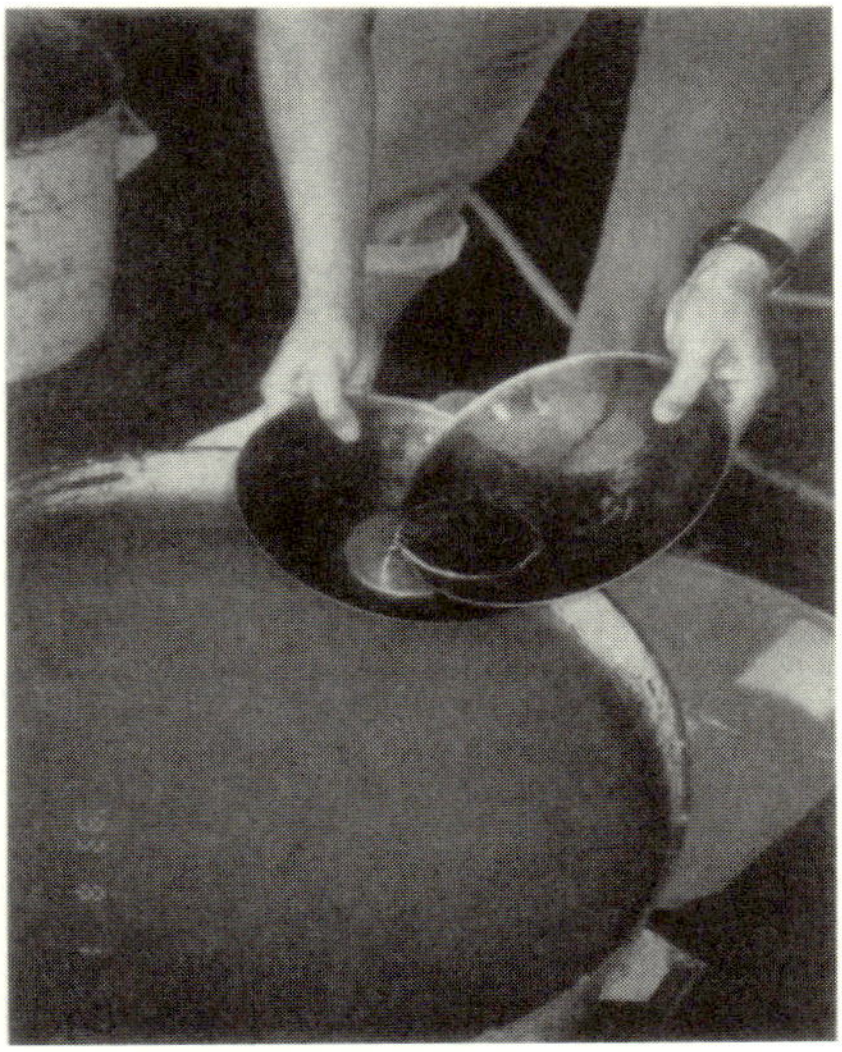

金を採るために水銀を使う（アマゾン）

ジャカルタ湾で水俣病が出たっていうんで、私を招いて研究会をつくろうとしたことがあります。だいたい私らに来てくれと言うところは、あまりお金がない。ほとんど手弁当で行くことになってます。まあ、結果的には胎児性ではなかったんですけれども、ジャカルタ湾の漁村に障害児が多数発生して原因が何かわからない。胎児性水俣病が疑われたのですが、証拠がない。ところが、ここもヘソの緒が残っ

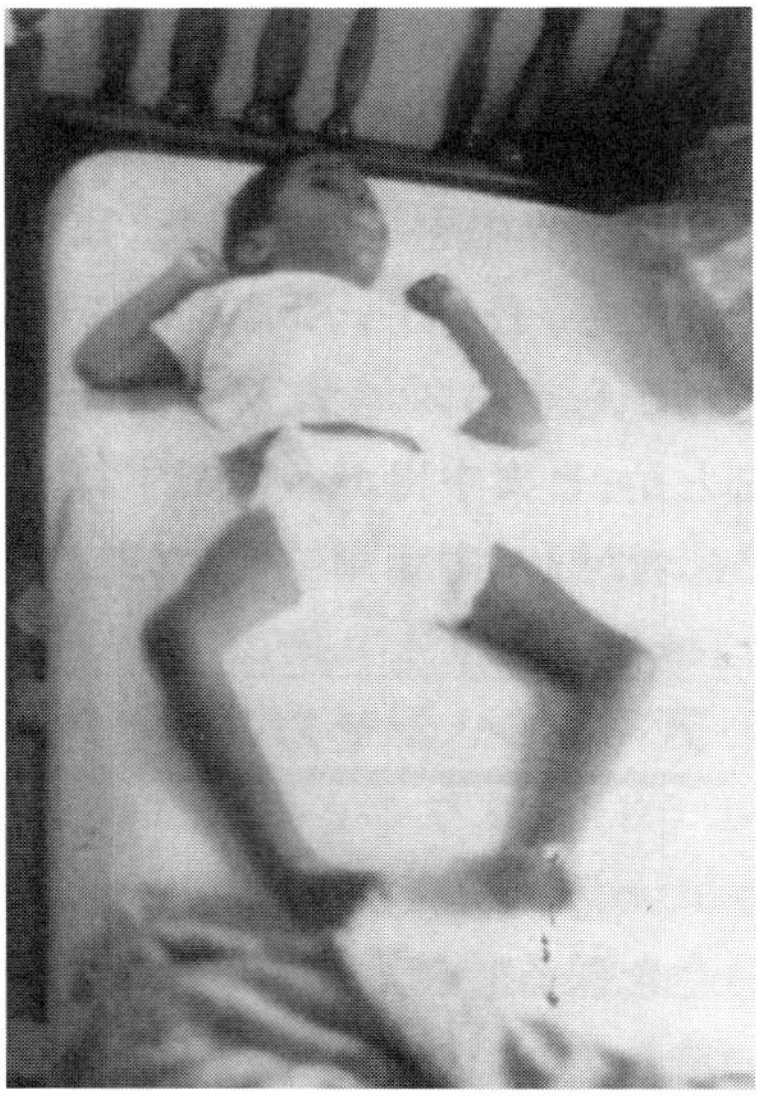
アメリカの胎児性水俣病患者

ていて、そのヘソの緒の水銀値を測ったら、数値は低かった。水俣より二ケタぐらい低かった。だから、水銀汚染はない。では、何かと言われると、よくわからなかった。少なくとも有機水銀中毒ではないということです。しかし、何か起これぱこのジャカルタの漁師たちを直撃することになります。

さっきお話したアメリカの例で、有名な胎児性患者です。お母さんも豚肉を食べたんだけれども、お母さんはその時妊娠していたのでほとんど症状がなくて、その赤ちゃんが胎児性患者になってしまった。これも、貧しい黒人の家庭で起こった事件です。こぼれた有機水銀農薬で消毒した種麦を拾ってきて、豚のエサにしたのです。

水俣病の危険は、アマゾンの漁師たちにも起きています。アマゾンの上流の方で砂金を採りだすために水銀を使っている労働者たちは無機水銀中毒になっている。そして、その水銀は、結局、川に入って、川のなかで有機化して魚に入っていく。砂金採掘とは関係のない漁師たちが、その魚を食べた。で、漁師たちの髪の毛の水銀値が高くなる。

アフリカのタンザニアでも金を採っている。ここはもう非常に規模が小さくて、電気も水もガスもない。

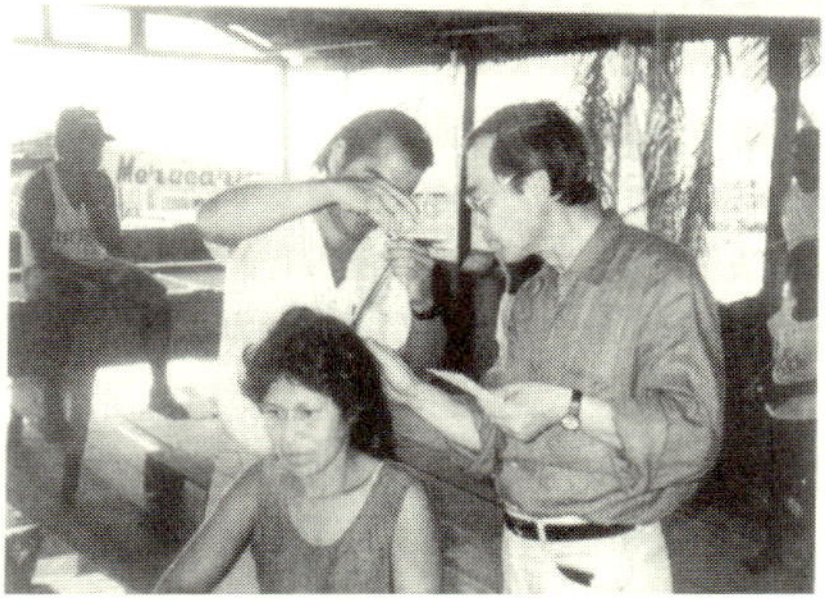

アマゾン川の漁民の毛髪水銀値を計る

全部手でやっているわけです。水銀をとばすにも炭火でやってる。だから、現在のところ汚染がそんなにひどくない。しかし、ビクトリア湖にも漁師たちがいて、淡水のイワシや、大きいナイルパーチなどを捕っている。ビクトリア湖は閉鎖水域ですから、まわりの金山が本格的に水銀を使い出したら、汚染は深刻になる。今のところそう深刻ではなかった。水銀に関しては、アマゾンの方が深刻です。

私は、ビクトリア湖と日本は関係ないと思っていたのですが、この魚は白身の魚で、日本にもいっぱい輸入してるんですね。調べてみたら「スズキ」といって売っている。いや淡水の「スズキ」なんです。白身で鍋物なんかにしたらおいしいですよ。今のところ水銀は入っていない。日本の商社はちゃんとチェックしてるんですよ、知ってたと思う。知らないのは私らだけで。

日本の判断条件では「非水俣病」

こんなふうに世界的に水銀事件が起ころうとしている。最初は、水銀を使うことで、労働者が中毒になる。これは、無機水銀中毒で、その水銀は大気や土壌を汚染する。それが、自然界でメチル化（有機化）してしまう。メチル化した水銀は魚介類に蓄積される。魚貝類の水銀値が上がる。で、魚貝類を食べることで、今度は人間に蓄積される。そのために血液や髪の毛や尿などの水銀値が上がる。さあ、その次です。水俣病が出てるかどうか。しかし、ここで問題になるのは、何を以て水俣病とするかですね。我々は三十年間裁判で何を争ってきたか。いろんなことを争ってきました。企業責任とか行政責任とかいろいろですが、ひとつには、原告が被害者かどうか。つまり、水俣病かどうかという争いに発展していったんですね。この争いは実は発展途上国というか、ブラジルや中国やタンザニアにあては

水俣病発生の五段階

1. 無機水銀使用による無機水銀中毒の発生。
（労働者の職業病）
2. 大気、水、土壌が水銀で汚染され、
自然界でメチル化する。
3. メチル化した水銀が魚貝類に蓄積される。
魚貝類の水銀値が上昇する。
4. 汚染された魚貝類を食べることで人間に蓄積される。
頭髪、血液、尿などの水銀値が上昇する。
5. 水俣病が発病する。
（何をもって水俣病とするか）

めれば、ここまできて、さあ水俣病がもう起こっているのか起こっていないのか、ファイナルステージに入ったかどうかということを判断するのは、何を以てするかという争いになるのです。

私は、何が水俣病かという争いを長いこと裁判でしてきたことは、最初は水俣の問題だと思ってたんです。それが、実は、グローバルな問題だったんですね。日本の環境省の水俣病判断条件をカナダに持っていけば、水俣病は出ていないことになってしまう。しかし、カナダでは水銀汚染があって患者というか何か病気の人がいるから、水俣病ではないが救済しましょう、という対応になってしまうのです。ブラジルだって、まだ水俣病は出ていない、ということになるんです。もし、私たちが裁判で主張したような患者を水俣病とすれば、カナダもアマゾンもすでにもう水俣病が出ているということになるわけです。この水俣病をめぐる病像論の争いが、こんなに直接的にグローバルな問題になっていることは、つい最近まで、私自身も気づかなかった。私は水俣のことを一生懸命してると思っていた。だけど、水俣の縁であちこちから声が掛かって、まあ、物好きなところもあるもんですから、好奇心もちょっと強いもんですから、こう言っているあいだに、一生懸命現場でやっていることは実はグローバルな問題にみんなつながっているということを思い知ったんですね。

手弁当民間ルートの強味

問題が起こった時、その国の政府は、やっぱり政府から政府に要請してきますから、政府の要請で行けば旅費も出るし、出張費も出ます。これは政府間の交流ということになります。私たちは、あくまでも民間と言われる人たちの要請で、手弁当で行きます。それで、どっちが協力的かと言えば、断然、こちらに協力的です。お金をもらわない、ということの良さってのがあるんですよ。決して、ひがんで言っているわけじゃない。(笑)研究費をもらわない良さは何でも自由であるということですね。それからむこうも、手弁当で来ているってことを知っているもんですから、本当に効率よく細かく段取りしてくれる。一生懸命になってやってくれるんです。

もうひとつは、安全です。地元の人たちでですから、これは危ないぞとか、ここは麻薬の巣窟だから、あっちに行こうとか。ここは車二台で行った方が良いとか、夜中に走ると木が倒れていて、降りてよけようとすれば強盗が来るとか、です。観光旅行じゃないから、あんまりきれいなところに行きませんからね。そういう面で現地の人に安全を頼れる。それでも、注意しなきゃいけないけれども一応安全。決してマイナスだけじゃないんです。政府間での交流となれば、裁判で言えば国側の証人に立つような人たちが行くので、結果的に否定して帰ってくるんです。国内で否定しているものは外国で肯定することはできないわけです。それを何遍か経験しました。私たちの強味は、お金も精密機械もないけれども、実際、むこうの現場の人とつながっているというのが唯一、しかも最大の武器なんです。

子どもたちの笑顔

環境の調査をしていると、未来に対してあんまり明るい見通しは、残念ながらありません。残念ですけれども、資源の問題にしても、環境の問題にしても、あまり、未来はないんです。暗い気持ちで帰ってくることが多いのです。どうなることか。ビクトリア湖どうなるんだろうか、アマゾンの漁師たち何百万の人たちは、どうするんだろうと思うと、ほんとに暗い気持ちになる。

しかし、そこで救われるのは、子どもたちの笑顔ですね。子どもたちは、ベトナムではいちばん残留ダイオキシンのある危険なところで、泥まみれになって遊んでる。枯葉剤がまかれた後で、木も生えてないところで、一生懸命子どもたちは遊んでるんですよ。アマゾンの漁師の子どもたちもそうです。しかし、この子どもたちの笑顔に救われるんです。

ボパールというところで、農薬工場からガスが漏れて、一晩に二千人が死んだんです。[注1] 一晩にですよ。こんなの農薬工場と言えるのか、と私は思ったですね。毒ガス工場じゃないか、と。それで両親が亡くなった子どもたちもいてね、一緒に行った友人が、ひとりぐらい連れて帰りたくなったと言うのです。そんな簡単に連れて帰れないですが、なんか気の毒で、私も、ひとりやふたりくらいなんとか育てられると思ったんですけれど、そういうわけにはいかない。

ミンダナオの金山では、ちょっと雨で壊れたら大惨事になるような、そこにへばりついていて、お父ちゃんたちは一生懸命に金を掘っていて、子どもたちは狭いちょっとした広場で、サッカーなんかやっている、そんな状態です。ここにも子どもたちがいる。

この子たちの未来を、私たちが守ってあげなければいけないと思うのです。

注1　1984年に起きたボパール事件。インドのボパールにあったユニオン・カーバイト社の工場から有毒ガスが漏出する事故が発生した。この事故によって、1万5千人～2万人が被災し、工場周辺の住民3千5百人が死亡するとともに、2千5百人に障害が残った。

痛みのない教訓はない

私たちは、日本の国内の教訓を生かすということはどういうことか考えなければいけない。やはり、痛みのない教訓はないと思うのですね。

だから、まあ、なんとか、現状を伝えて、何とかしたい。

子どもたちを何とか守りたい。

そのためには、水俣病事件が何であったのかということを徹底的に検証していく。そこから教訓を学んでいくしかない。しかし、それは学者にまかしておいてはだめだし、政治家にまかしておいてもだめだと思います。みんなが、ひとりひとりが、ひとりでも多くの人たちが知っていくことが現状を変えていくのではないかと思うんです。私は、絶望的と言ったけれど、まだ、希望を全く捨てているわけではないです。どこへ行っても、少ないけれど、一生懸命やっている人たちがいます。いのちをかけているような人が。

さっき話したように、どうしようもない絶望的な水俣の状況のなかから、一握りの人たちが立ち上がったわけですよ。それで水俣は変わったんです。だから、まだ今は少数でも、その人たちが本当に力をつけて立ち上がるならば、まだ、最悪の事態にはならんのではないかというふうに、そこに何か希望をつなげたいと思っています。

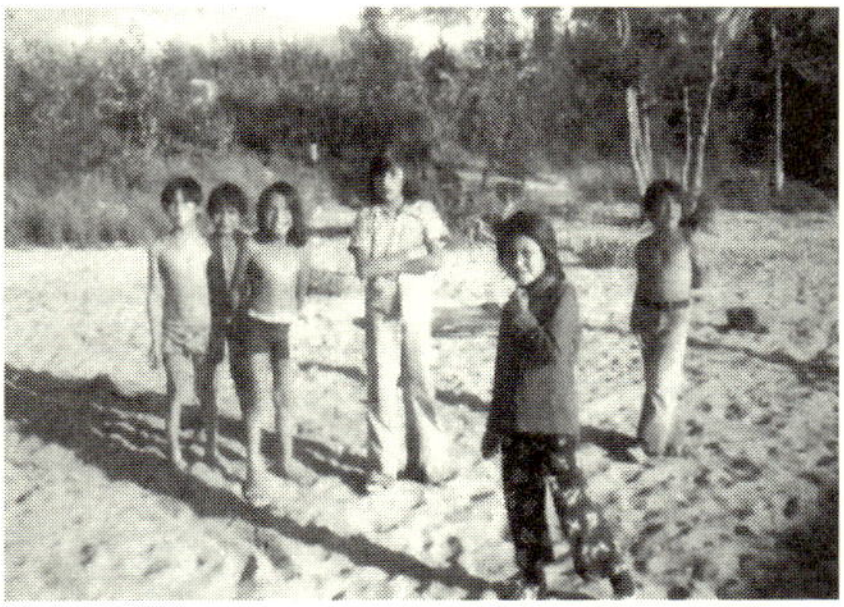

ミンダナオの子どもたち　原田氏撮影

第二章　講演会によせて

原田先生の講演会には、全国から様々な方が集まり活動報告をしてくださいました。そのうちのお二方を紹介いたします。

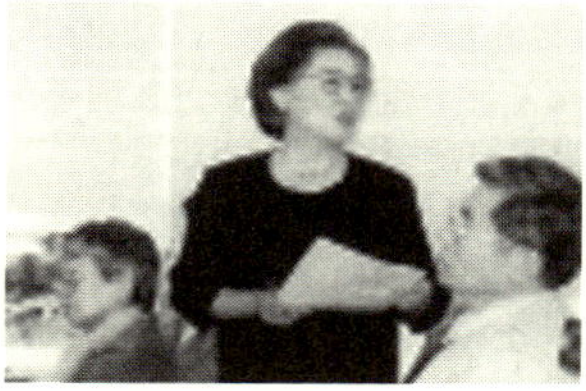

カネミ油症事件
カネミ油症被害者支援センター
佐藤禮子さん

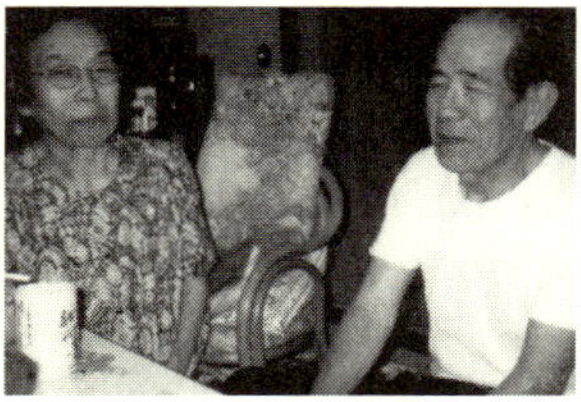

患者の立場から
水俣病未認定患者
大村トミエさん

孫にまでつながるダイオキシン被害―カネミ油症事件

カネミ油症事件は、1968年、北九州を中心に起きたカネミ倉庫社製のライスオイル（米ぬか油）による大規模な食中毒事件。近年になって、人類初のダイオキシン汚染被害であることが明らかとなり、「YUSHO」は世界共通語となっています。あわせてカネミ油症事件の事実を知ることは、「水俣」の意味をさらに深めてくれます。

佐藤禮子　カネミ油症被害者支援センター

カネミ油症被害者支援

カネミ油症被害者支援センター（YSC）の佐藤です。今日は、〈「水俣」を子どもたちに伝えるネットワーク〉のみなさんが出前で道を開いた後、カネミ油症のことも、子どもたちに伝えるチャンスがいただけたらなあと思って、伺いました。原田先生は、「水俣のことばっかりやってて。カネミのことが気になってたんだ」とおっしゃって、私たちがこの運動を掘り起こそうとした時、いちばん初めに手を貸してくださいました。一緒に自主検診なんかもしていただきました。

どうぞ、池袋にお出でになったら、高い高い煙突[注1]がありますので、あれを見た時に「ああ、水俣とここもつながっているんだ」とお思いになってください。実は、私は全然環境のことはやってなかったんですけれども、あの清掃工場が建つことになった時、もう、七、八年前のことですが、大変大きな反対運動をしました。その時、ダイオキシンという言葉が出てきて、母乳や胎盤を通して、ダイオキシンが次の世代にいくという知識はありましたが、そのことがどういうことかはわからず、勉強をやり出しました。

どうしてダイオキシン問題にはまってしまったかというと、私が四人の子どもの母親だということがあります。原田先生と少し視点が違うのですが、子どもを産むことで、自分のなかにためこんだ化学物質を胎盤と母乳を通して次の世代に汚染させて、自分らが清まるっていうことですね。原田先生が先ほども指摘されてましたが、「胎児性水俣病患者のお母さんは、症状がたいしたことないんですよね」って。そのことで、私は、四人の子どもの母親として、ものすごくドキッとしました。

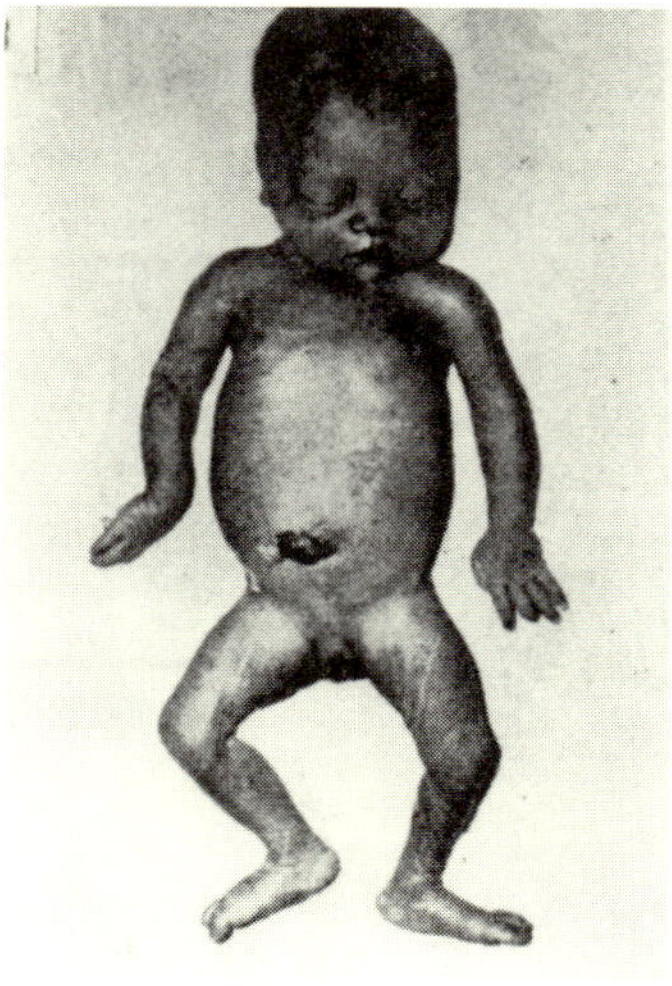

カネミ油症被害者女性から生まれた「黒い赤ちゃん」。
「コーラベビー」と呼ばれた。

それまで、母性愛とはすごく尊いものと思ってきました。「あんたらのため、あんたらのため」と子育てをやってきたんですね。女性の地位向上やフェミニズムみたいな視点で、社会で女の地位を上げなければと、頑張ってたのにも関わらず、自分のなかにためこんだ汚染物質を次世代に渡して、自らは清まると知って、社会的な男と女の関係だけじゃなくて、エコロジカルなメスというものの宿命みたいなものをものすごく感じたのです。これから先は、自分が生きた証しとして、生きた誇りとして、このことをやらなかったら、四人の子どもの母親としてやってらんないと思っちゃったんですよね。

注1　ＪＲ池袋駅北口からのぞむ煙突。１９９２年度に東京都が豊島区清掃工場建設を計画。住民による反対運動が起きたが、１９９９年、繁華街、住宅密集地のまんなかに焼却型の清掃工場が建設された。

■カネミ油症とは

1968年、長崎、福岡、佐賀など西日本一帯で、塩素痤瘡（クロルアクネ）等の奇病が発生し、1万4千人の届出がなされました。原因は、カネミ倉庫製造のライスオイル（米ぬか油）の脱臭工程に使われていたPCB（ポリ塩化ビフェニール）とされ、日本最大の食品公害「カネミ油症事件」と称されました。

その後、研究班の分析研究が進み、油症を引き起こした原因物質は、PCBが熱性によって生成した強毒性のPCDF（ポリ塩化ジベンゾフラン）、PCDD（ポリ塩化ジベンゾパラジオキシン）、コプラナーPCB等のダイオキシン類であることが、1975年に判明しています。

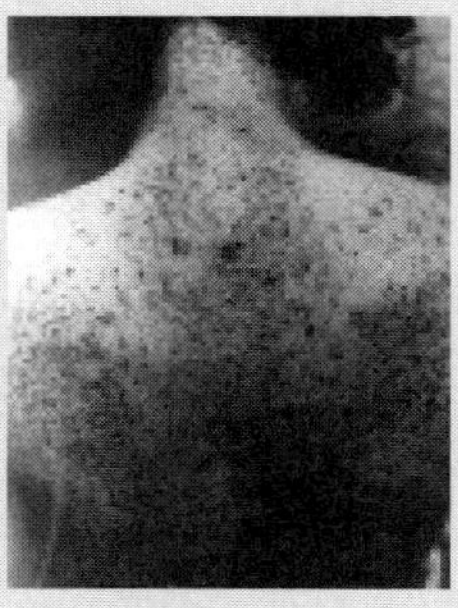

クロルアクネ

ダイオキシン被害としてのカネミ油症

ダイオキシン問題に深く関わるようになっていくうちに、ダイオキシンの人体被害の最初はカネミ油症だということに気がつきました。それから、カネミ油症を調査しようってことで、玉之浦[注1]やなんかに行って、被害者の方にたくさんお目にかかったわけです。その時に、私たち女同士はペチャペチャおしゃべりして、すぐにお友だちになって、「私のお産、こんなだったの」「私の子ども、こうなの」と話し合ったのです。あふれるばかりの被害者の方の話に、私たち双方、涙をボロボロ流しながら聞きました。と同時に、それが社会的に全然外に出ていない、ということがわかりました。

■ダーク油事件

カネミ油症が一斉に報道される8ケ月前、鶏が呼吸困難などで大量死する事件が、九州地方に起きています。原因はカネミ倉庫で「ライスオイル」の製造時に副産物として出来るダーク油を配合した飼料によるものでした。

このとき、国の機関がライスオイルを調査していれば、油症は起きなかったと言われています。

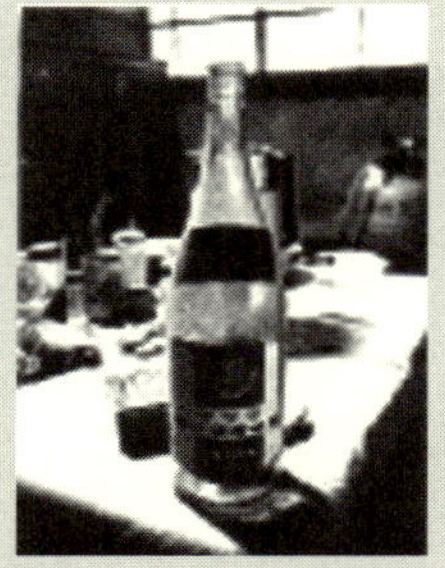

ライスオイル

カネミ油症は九州大学の油症既往研究班が年間七～八千万円もらって、検診していました。しかし、その検診科目のなかに婦人科もなければ、子どもについてのテーマがないのです。三十五年たっても。水俣病のすぐあとに起きた事件です。三十五年間、カネミ油症の女性被害者が何にも自分の意見や思いを言う場はありませんでした。調査されたのは男の先生だけでした。今ごろやっと、私たちがギャアギャア言ったので、問診が入って、二人の女医さんが入ると決まりました。被害実態に女の視点が全然ないということに気がついたのです。

被害者のみなさんからお話を聞いているうちに、とてもひとりでは負いきれなくなって、去年の夏（二〇〇二年）ですけども、支援センターのなかでカネミ油症被害者の女性の健康被害実態調査をやろうということになり、原田先生のご助言を受けて実施しました。たかだか六十人ぐらいの方だったんですけども、この胎児の次世代も、今も、黒い赤ちゃんが生まれていることがわかったんですね。それで原田先生は、有機水銀よりたちが悪いねとおっしゃった。カネミ油症はＰＣＢが原因と言われたけれども、それがＰＣＤＦダイオキシンの一種だったことがわかって、二〇〇二年に、坂口厚生労働大臣に国会でそれを認めさせました。油症被害者の方は、もうダイオキシンを食べた人たちなのだとはっきりしたのです。その上、

■坂口厚生労働大臣の国会答弁

カネミ油症は、多くの問題を深刻に残していることから、カネミ油症被害者支援センターでは、現地訪問、聞き取り調査、自主検診への参加、省庁交渉、国会への働きかけを被害者とともに続けてきました。その結果、2001 年 12 月、坂口厚生労働大臣が国会答弁で油症被害の原因物質は PCDF 等によるものと正式に認め、2002 年 3 月の国会では小泉総理も認める発言に至りました。

■台湾油症

1979 年 3 月、台湾でも油症被害が発生しました。カネミ油症と同様、PCB が熱媒体として使われた加熱用パイプからの漏出が原因とされ、再加熱により PCDF、PCQs（ポリ塩化クオーターフェニル）が生じたものと判明しました。台湾油症は、訪問検診等により 5 年間に 2,051 名の患者認定に至っています。

< 資料 : カネミ油症被害者支援センター >

ダイオキシンは身体から出ていかないことがわかりました。水俣病の場合は、孫まできてないんですけども、カネミの場合は孫まで症状をもって生まれてきてるんですね。調査をやってみたら、大勢いらっしゃるんですね。油症は、もちろん全身病なんですけれど、ものすごい生理の異常があり、ものすごい出産異常があるとわかってきたのです。

実は、国際ダイオキシン会議[注2]で発表しようと思っています。人類でダイオキシンを食べたのはカネミ油症事件しかないのです。そのあと台湾でも二千人が被害にあってるけど、そのことも知られていない。発生率の問題もあって、ダイオキシン汚染は怖くないという人が出てきましたけど、慢性毒性としてのダイオキシンは非常に危ない。やっぱり、今、焼却場周辺の住民とあんまり数値が変わってきてない。そして、第三世代には、アトピーや過敏症とか、とてもよく似ているいろんな症状が出てきているのは、もう相当にダイオキシンに汚染されているということです。これは、カネミ油症の被害者に学ぶしかない。原田先生もおっしゃっていましたが、ダイオキシンの被害の実態は、被害者の人体のなかにしか真実はないわけです。専門家も医者も、誰も信じられない。被害者の方がいちばん真実を知っている。

被害者の方は、今まで口を閉ざして、何にもおっしゃらなかったんです。沈黙と諦めでずうっと玉之浦の方も過ごしてこられた。もう黙らずを得なかったようないろんな社会的な背景があったのです。そこで、カネミ油症被害者支援センターを立ち上げて、やろうと思ってるんです。あまりにも、カネミ油症事件のことをご存じない方がいるので、「伝えるネットワーク」も活用させていただいて、カネミ油症事件は終わっていない、これは私たちの今の環境問題とすごく近いんだ、ということを言わせていただけるような仲間入りというか、一緒にネットをさせていただきたいなと思っています。

注1　長崎県五島列島にある玉之浦町。

注2　2003年8月25日〜29日まで、米国マサチューセッツ州ボストンで開催。

解説（ダイオキシン類）

■1■ PCB（ポリ塩化ビフェニール）
電気絶縁油、熱媒体、ノーカーボン紙などに多く使われた有機塩素化合物。分解しにくく、生物に蓄積しやすい。低温の焼却処理では猛毒のダイオキシン類が発生する。日本では環境汚染が問題になってから後の1972年に製造中止になった。

■2■ PCDF（ポリ塩化ジベンゾフラン）
カネミ油症や台湾油症の主要な発症因子とされている。135種類の異性体の中にはダイオキシンと同程度に猛毒なものもある。

■3■ PCDD（ポリ塩化ジベンゾパラジオキシン）
PCBのベンゼン環を2個の酸素原子で結合した有機塩素化合物。史上最強の毒物と称される。

※「ダイオキシン類」とは、ポリ塩化ジベンゾパラジオキシン、ポリ塩化ジベンゾフラン、コプラナーPCBの総称。
<資料：「今、なぜカネミ油症か」>

2003年カネミ油症女性被害者健康実態調査（認定患者50名、未認定患者9名・カネミ油症被害者支援センター調査）

NO.	年齢現在	摂取年齢	認定本人	婦人科（手術・入院・通院）	生理痛・不順過多月経など	妊娠・出産の異常あり	甲状腺異常	主な病気・症状（２つまで）	
1	80-	41	○	乳ガン	生理不順･下腹部痛	流産		ヘルペス	狭心症
2	75-79	41	○					腰痛	
3		43	○		生理出血多い			頭痛	心臓手術
4			○	卵巣手術				痔	腰痛
5		40	○	不正出血				体内温度変調	多々ある
6	70-74	37	○				甲状腺腫れ	膀胱炎	高脂血症
7		37	○			流産		カリューム血症	慢性腎炎
8		33	○			鉗子分娩	甲状腺機能低下	胆石	高脂血症
9		35-36	○					頭痛	脂症症状
10		36	○					皮膚炎	高血圧
11	65-69	34	○					肩こり	背中痛
12		27	○				甲状腺異常	心筋梗塞	喘息
13			○			やや黒い赤ちゃん		外耳炎	歯槽膿漏
14		28-29	○		生理激痛（鎮痛剤）	未熟児		座骨神経痛	五十肩
15		31	○					肝臓障害	手足の痛み
16			○	色々あり	生理下腹部痛	死産		胃潰瘍	白内障
17		32	○	過多出血	血の塊多い		甲状腺腫瘍	結節性甲状腺	肺炎
18			○					不眠症	頭痛
19			○					気管支拡張症	高コレステロール
20		31	○		少し固まった出血			高血圧	糖尿病
21		31	○	びらん				大動脈弁置換	歯が全滅
22		31	○	おりもの	どす黒い出血			膀胱炎	頭痛
23		30	○	子宮頚部異形性･子宮摘出	不正出血・激痛	流産		血清肝炎	慢性胃炎
24	60-64	30-31	×		下腹部痛	黒い赤ちゃん･流産		耳なり	めまい
25		28	○	陰部帯状疱疹			甲状腺異常	胆嚢炎	メニエール
26		28	○	子宮筋腫・左卵巣摘出	不正出血・腹痛	黒い赤ちゃん･早産		C型肝炎	心房細動
27		28	×	粘膜異物除去	不正出血・激痛	黒い赤ちゃん		更年期障害	自律神経失調症
28		28	○	子宮内膜症・子宮筋腫	血の塊		甲状腺がん	突発性難聴	自律神経失調症
29		21	○		生理激痛・吐き気	黒い赤ちゃん		腰痛	
30	55-59	23	○		過多月経・激痛	黒い赤ちゃん		声が出ない	出血過多
31	50-54	20	○		出血量多い・激痛	黒い赤ちゃん･鉗子分娩	バセドウ病	頚椎椎間板症	腎炎
32		17-18	×	子宮内膜症･更年期障害	不正出血・生理不順	初期流産（多数）		喘息	百日ぜき
33		13	○		おりもの多い				
34	45-49		○	おりもの		妊娠なし	甲状腺肥大		
35		8	○			妊娠なし		胆石	
36		12	○	卵巣がん	不正出血			皮膚病	腕・背中痛
37			×	卵巣嚢腫		早産・流産・死産		胆嚢炎	リウマチ
38	40-44	4	○			妊娠なし		急性腸炎	
39			○					リウマチ	関節痛
40		9	○		生理不順			顎関節症	筋肉痛
41		7	○	子宮内膜症	生理激痛			パニック症候群	関節炎
42		6	○	子宮内膜症	生理激痛（薬）	微弱陣痛		胆嚢ポリープ	胃潰瘍
43			○	更年期障害		妊娠なし		パニック症候群	動悸
44		5	○			流産4		腰痛	頭痛
45			○			流産1		頚椎ヘルニア	足･腰しびれ
46			○					腰痛	しびれ
47			○	びらん		妊娠なし		腰痛	便秘
48		6	×	前置胎盤･胞状奇胎		流産2･新生児死亡1			
49	35-39	4	○			帝王切開	バセドウ病		
50			○			妊娠なし		膀胱炎	湿疹
51		2	○			妊娠中毒症		視力低下	
52		4	○			やや黒い赤ちゃん･未熟児		膝痛	難聴
53		2	○	子宮内膜症		微弱陣痛･帝王切開		胸膜炎	腎盂炎
54		3	×		腰痛・腹痛	妊娠なし		自律神経失調症	肋間神経痛
55			○		生理不順			頭痛	脂肪塊
56			○	生理不順	おりもの多･腰痛･腹痛			急性肝炎	無理がきかない
57	30-34	胎児	×	無月経・無排卵	レバー様の血塊			めまい	椎間板症
58	25-29	母曝露	×		生理痛	蘇生・黄疸		便秘	頭痛
59	20-24	母曝露	×		生理激痛	未婚		血尿	中耳炎

出典：公衆衛生 Vol.67　No.6.2003年6月

カネミ油症は公害として扱われない

水俣病の場合は公害なんですね。公害の規定というのは、大気、土壌、水質などのことなんですけども、カネミ油症は口からダイレクトに入ったんで、これは公害ではないということなんです。ですから、公害対策係にはカネミ油症は入れてもらえない。では、治療法がないのは難病になるのだから、難病指定をしてほしいと言ったら、原因がわかってるのは難病じゃない、と。原因がわかっているから、難病にしてもらえない。

一万四千人の人は食中毒だということで、保健所に届け出たんですけども、国は選別をして、皮膚症状などほんとにわずかなことでもって振り分けて、わずか千九百人足らずを認定したんです。認定からもれた人は三十何年間も治療費も何にも受けることなく、ここまで来てるんです。水俣でも、原爆でも、認定、未認定、とはいったい何でしょう。今度、一緒に水俣ともやらなきゃね、と言っているんです。今、私たちがダイオキシンだって騒いだことがあって、新しく技術もできたし、予算もできました。ほんの少しの血液でダイオキシンの検査ができるようになったのですが、また国が審査基準を見直すと言ってるんです。そのことで、国が未認定とか認定とかっていう線を引いたら、また間違いを起こす。食べた人が食べたって言っているのです。汚染された魚を食べて水俣病になった方も同じです。食中毒に認定とか未認定とか、なぜそんなおこがましいことをするんだってことを、私たちはこれから運動していこうと思っています。

それから、原爆手帳と同じようなもの、油症手帳というものをつくって、その方たちの医療費の負担をしながら、その方たちが病院に油症手帳を持っていくことによって、ダイオキシンの被害を教えていただく。全身病ですから、どこに出てくるかわからない。ダイオキシンの人体の被害情報をいただくことのために税金を使っても、決して無駄だとは私たちは思わないからと、油症手帳の交付を求めていこうとしています。これは、国家とか企業とか、利潤とかお金とか、結構大きな問題を全て含んでいます。やはり、このような問題がほんとにすみずみまで来ているってことがわかります。

■未認定問題

発生時1万4千人の届け出がなされ、その中から34年を経過した現在まで（2004年当時）1千871人が油症患者として認定されているにすぎません。国は、原因物質はダイオキシン類であることを知りながら因果関係を認めず、大多数は未認定のまま放置されています。

支援センターの現地調査から、未認定者の中に重症な被害者が多いことがわかってきました。

<資料：カネミ油症被害者支援センター>

仮払金返済の苦しみ

もうひとつ言わせていただくと、カネミ油症被害者たちは裁判を起こしました。千三百人ぐらいが、高等裁判所まで争い、勝訴して仮払金というのをひとり平均三百万円くらい国から貰ったんです。被害者たちは、身体を悪くして、失業してたり、家族のなかに病人もいたし、裁判の費用も払わなければいけなかったわけで、もらった仮払金はすぐなくなりました。そして、国が上告する。最高裁で争うことになった時に、弁護団がこれ以上裁判しても負けそうだからと、訴えを取り下げてしまったのです。それがまた、水俣とは違うところですが、原告の被害者自身にも、水俣のように長く長く汚染があってのことではなく、パッと油を食べてなったものですから、自分たちにちゃんと耐える力が育ってなかったのですね。そんな時に、水俣の裁判にならって、裁判を起こしたものの、弁護団の方から、もうこれ以上だめだと言われて、また、みんな降りてしまった。

もらったお金は仮払金だったのですから、その時の仮払金を、今になって月一万ずつ返さなくてはならない、ということが起きました。それがもう三十五年たってますから、その時子どもだった人が、「僕が知らなかったのに、親がもらっちゃったんで、自分で払わなきゃならない」とかになる。カネミのことを隠して結婚した人がいて、そこに今、仮払金の請求書が月々来るんです。督促状が。

この仮払金問題に、今、取り組もうとしています。国の方は仮払金は返すと決まっているわけですから、とそれだけなんですね。被害者の方はすごく困っています。何とか免除を、ということで求めていますが、これは政治の世界の取り引きでもあり、なかなか困難です。税金で仮払金を払ってるわけですから、それは私たちのお金でもあります。私たちは、「それは取り戻さなくていい、私たちはいらない。そのかわり、油症手帳をあげて。それで国民は納得すると思いますから」と一生懸命言っています。この話題が出た時には、「いいよ、いいよ。納税者としてこっちも、そっちもチャラにしてあげて」って言ってほしいと思います。

■返還金問題

カネミ油症は患者約1,300人が国などを相手取り5陣に渡って損害賠償を提訴しました。1,3陣の1・2審判決は「農水省の対策の怠慢」を認定し、国は約830人に約27億円の仮執行金を払っていました。しかし、最高裁で敗訴の噂が広がり、原告側の一部弁護士から「国は患者の状況を考慮し、無理な取り立てはしない、債務は自然に消滅する」と説明を受け、原告は国への訴えを取り下げました。ところが、農水省は1996年頃から仮払金返還を調停に申し立て、請求される被害者は重なる苦悩に自殺者も出る状況です。

<資料：カネミ油症被害者支援センター>

原田先生のコメント１　―仮払金返済―

いや、もう思いがこもっています。今ごろになってね、仮払金を「返せ」と言うのは、本当にひどいですよ。私は、弁護団は何していたのよ、って言いたいですよ。和解したから、裁判を取り下げたから、裁判がなかったことだから、払ったの返せって話でしょ。十年して時効前になって、突然送りつけてきたわけです。そんなひどい話って信じられない。弁護団が黙ってるなんて、ひどい話だよね。かわいそうで。

そして、認定審査会なんてものはカネミ油症ではないんです。要するに九州大学の油症研究班が診て、皮膚科の先生たちが中心で、皮膚を診て、血液の分析値が入ってきているのが基準です。少なくとも、水俣病の場合は公害健康被害補償法という、一応、法律がある。それに基づいて審査会というものがあるわけです。水俣病の場合、あった方が厄介か、ない方が良いのか、わからないですけど、一応、法律がある。カネミには、法律は何にもないです。だから勝手に私が油症だって言ったっていいはずです。どうしてわざわざ九大まで行って九大のお墨付きをもらわなきゃならんのか、全くわからない。法的な根拠は何もない。だから、不思議な話なんです。現代のミステリーというか。それをまた、患者も黙って耐えて言わなかったんです。だから、世間の人も実情を知らない。水俣もひどいけども、カネミもひどいですよ。やっぱり佐藤さんが真剣になるのわかります。みなさんも協力してください。

原田先生のコメント２　―水俣のメッセージと障害―

カネミ油症事件は、人類が初めて経験したことです。最初はＰＣＢと思った。確かにＰＣＢがたくさん入ってたんですが、そのなかにダイオキシンをはじめ、いろんなものが入ってたんです。それはあとになってわかったんですけども、仮にＰＣＢだけだとしても、こんなもの食べた人なんて、地球に誰もいないんですよ。だから、なんでみんな研究者が関心を持たないんだろうかと思っています。これはもう本当に大事なことで、このカネミをきちんと調べとったら、今ごろになって、国がダイオキシンの影響の調査団なんて研究員を組んでプロジェクトをつくったりする必要はなかったんですよ。ずーっと追いかけていたら。だから、不思議な気がするんです。それともうひとつ。私が言い忘れた大事なことがありました。

私はこういうふうなキャンペーンとか、こういう発表をして、環境を汚して、それでお腹のなかの赤ちゃんにいろんな症状を起こさせちゃいかんみたいなことを言ってきました。それは、今でも正しいと思っているんです。ただ、そのことが非常に極端に走ってしまうと、すでにそういう障害を持っている子どもたちを、障害を持った人を否定する形になる危険性があるのです。

例えば、早く見つけて、早く処分すれば良いじゃないかみたいな理屈がまかり通っていくわけです。新潟には胎児性患者はひとりしかいない。なぜかというと、県が水俣病とわかった時点で、妊婦に対して、胎児性患者が生まれるという警告をした。なるべく産まないように、とは直に言ってないですけども、なるべく妊娠しないように、産まないように指導しているわけです。実態がどうなっているかというと、必ずしもきちっと知っているわけではないですけど、私の知る限りは、少なくとも五人は中絶しています。ひとりは不妊手術まで受けている。

だからですね、この問題は我々がいろんなものを使って胎児に影響を及ぼしちゃいかんというのは正しいけども、それをすごく強調して、勘違いすると、そういうのは早く処分しちゃえとなる。ものすごくカネミと対照的なんです。新潟の場合は、結局、今のところ胎児性水俣病は正式に一例ということになってる。他にまだいるとは思いますが。なんで熊本に六十何人出てるのに、こっちはひとりかって話。カネミの場合は、五島列島のお母さんたちがクリスチャンだったから、ああして生まれたんですけども、だいたい九州の北の方や西日本では、中絶してしまったり、自然に流産したりしている。

この問題はちょっと複雑です。水俣の問題を学んで、迂闊に言っちゃうと、そういう障害をもつ存在を否定するようなことになる。ベトナムでも、私たちは経験したんですけども、ベトナムの医者は何を私たちに求めたかというと、エコーとかですね、要するに早期発見する装置がほしいと言うのですね。私も医者ですから、わからんわけではないです。それから、産むか産まないかっていうのも、非常に微妙な問題でむずかしいです。

けれども、少なくとも水俣の上村智子[注1]ちゃんが、何を訴えたかったかというと、いのちの尊さであって、異常を早く見つけて早く処分しろなんてメッセージじゃないはずなんですよ。そこは、やはり勘違いをしてしまうと、とんでもないことになる。

私は、新潟の話を聞いた時に、本当に愕然としたんです。しかし、私らはそういうキャンペーンをやってきたんです、実は。こうやると、お腹のなかの赤ちゃんに重大な障害が残るよ、ってなことを言ってきたし、そういうふうにまた主張してきました。それは非常に大事なことなんで、水俣のメッセージは、果たして早く見つけて早く処分しろというメッセージだったんか？　ということをカネミを経験するなかで感じたんですね。むずかしい問題だけど、いつかは向かい合わなければいけない問題なんだと思うんです。

注1　上村智子さん（1956～1977）は胎児性水俣病で生を受ける。両親は家族の水俣病を身代わりしてくれたものとして「宝子（たからご）」と呼んで慈しんだ。（本書122ページ参照）

カネミ油症「仮払金返還」その後の十二年[注1]

カネミ油症被害の損害賠償裁判が和解した後に、国からおこされた調停によって仮払金の返還をよぎなくされて以来、まず「仮払金返還の苦しみ」に対して被害者と共に真剣に取り組み、二〇〇四年に保田行雄弁護士を代理人にして、「誰かに何とかしてもらおうというのが間違いだった」を合言葉に、日弁連に五百六十人が人権救済の申立てをしました。多くの方の力により、二〇〇七年六月、議員立法で二十七億円もの仮払金に対して、「仮払金免除特例法」が満場一致で成立しました。奇跡とも言われました。二〇〇九年にはカネミ油症被害者支援センター（ＹＳＣ）は東京弁護士会から「人権賞」をいただき、支援者冥利につきます。「権利は初めから有るのではない、訴えて勝ち取るもの」。その運動の結果、現在はほぼ全員が、返還を免除されるまでになりましたが、仮払金免除特例法の制定以前にすでに返還した被害者の複雑な思いは残りました。

仮払金の返還をよぎなくされて以来、多くの被害者たちは返還できる余裕もなく、国に負債を負う立場となったこともあり、自分たちの意見を主張をすることに遠慮がちとなりました。しかし五島列島をはじめ、多くの地域の被害者の世代交代もあり、再度元気を取り戻して被害の理不尽さを訴え、マスコミや自治体をも巻き込んで「カネミ油症事件は終わっていない！」と、カネミ油症事件を現在まで続く社会問題として世間に伝える活動をしました。カネミ油症被害の恒久救済を目標に、各地での精力的な運動の結果、二〇一一年には全国から「カネミ油症被害者恒久救済に関する請願」の署名が三十三万筆も集まり、事件から四十四年を経て二

○一二年八月、「カネミ油症患者に関する施策の総合的推進に関する法律」が不充分とはいえようやく制定されました。「なせば成る、なさねば成らぬ何事も」を唱えての運動の二つ目の法律制定は、大きな喜びでした。

それまで、この事件は民民の事件として、九州大学の油症治療研究班に毎年二億円ほどの研究費を助成する以外、国は正面から関わってきませんでした。今回の法律制定により、国は初めて認定被害者約千三百人に協力金としてひとり十九万円を支給し、健康実態調査をしました。初めての国の実態調査です。ＹＳＣはこの先、国や油症治療研究班が根本的治療の開発に調査結果を活かすよう見守る一方、独自に集計分析した結果を交渉に活かしていくつもりです。

今回の法律では、事件前に生まれた家族内未認定者を政治的に認定するとしましたが、事件後に生まれた二世を認めていません。胎盤経由であることは明らかなのに、全く非科学的だと私たちは追及しています。そもそも食中毒に認定などありえないことなのですが、この先は検診や診定（判断）をしている自治体や医師会の責任や自覚も問われて来るはずです。今回の法律によるカネミ倉庫の医療費の負担・支給、国の調査費の支給の対象者は、すべて現在の認定患者だけです。当初の届け出患者の一割ぐらいだと思われます。今後も認定基準の見直し、検診体制の見直し、未認定被害者の掘り起こし・救済等を被害者とともに要求していきます。

この十年、分析技術の開発により、ダイオキシンの体内血中濃度の測定が可能になりました。四十五年経っていたとしても明らかに油症の症状があるのに、数値が低いため認定されないケースが存在します。数値が診断基準の主な条件になっていました。しかし、分析技術の開発の結果、久しぶりに新たな認定患者が出ました。

そのうちの六十人ほどが、これまでの医療費等の賠償を請求しましたが、今年（二〇一五年）の六月に最高裁は「新認定裁判」の原告に対して、事件後二十年を経ているから提訴の資格はないと、「除斥」を理由に門前払いの判決を民法改正の直前に下しました。全く理不尽な敗訴にこの先どう対応するか、弁護士さん達の知恵に期待しています。

我々の発足当時の支援者たちの高齢化が進み、焦りを覚えます。ダイオキシンを直接食べさせられた、人類初めての「カネミ油症事件」を世界遺産に登録し、人類が経験したことのない「肛門がない赤ちゃん」を出産することになった女性たちは、人間国宝に値すると叫びたい心境です。

ここ十年の間に、ダイオキシン国際会議ＮＧＯフォーラムや、イタリア・台湾・ベトナム・韓国などのダイオキシン被害者との交流、さらにはダイオキシン国際会議で、日本のカネミ油症の貴重な情報を報告しました。昨年のベトナム枯葉剤被害者のドクちゃんが来日した際、若い被害者との交流は希望でした。

未認定被害者を今後どう救済するか。水俣病事件と同じです。この先も便利さや物質的豊かさを求め続けていけば、どんなに人体への影響のメカニズムや病状との因果関係の解明、治療法の開発が進んでも、有害化学物質の身体への侵入は拡大するでしょう。少しでも被害を少なくするには「予防原則」をすべての行為の土台にするしか道はないのです。「被害者に学ぶ」運動が必要です。原田正純氏のような心ある優しい男性や、元気な女性達、若い研究者や専門家たちとともに、さらなる勇気ある行動があるのみです。経済より健康で安心・安全な暮らしを優先する命の持続可能な社会を願い、祈ります。

注1　二〇〇三年の原田氏講演の際のカネミ油症事件被害者支援センター佐藤さんからの報告から、約12年たった現在の「仮払金返還の苦しみ」がどのようになっているのかを、新たに加えていただきました。

患者の身になって考えて

大村トミエさんは、神奈川県川崎市に在住していた水俣病未認定患者。水俣病の苦しみを二度と子どもたちに味あわせたくないことを願って、伝えるネットとともに出前授業に参加してくださいました。

大村トミエ　水俣病未認定患者

今日、体調は最悪なの。けど、原田先生とは十年あまり会ってなかったし、迎えに来てもらえるから、なるだけ来ようと思って、昨日から心構えしてました。

ここに来られたような方たちは、いろんなこと理解してもらえるんです。でも、あまりにも一般の人たちは理解できないんです。私は、どこかへ講演に行ったり、話をしたりする時には、いつも、その人の身になって考えてくれって言ってるんです。自分がもしこうだったらどうするかっていうことを思って、少しでも、わかってください、というふうに。誰も好き好んで、公害病にかかったり、そういう目にあう人はいないんですから。

でも、日本は現在、自分さえ良ければという人がわりと多い。こういう話し合いをしたりして、一部の人でも寄ってこられたときには、一言ずつでも良いですからみなさんからも自分がこうだったらというふうに考えて話して、伝えてください。自分もこういう目にあわないように。

ほんとに辛いです。毎日が地獄みたいです。身体もきかなくなってきましたし、さっき先生が話されたように、末端の神経からだめになっちゃったんです。私ももう何もできないんで、全部主人にやってもらってるんです。もちろん子どもも堕ろしたり、流産したりしました。恥ずかしいくらい妊娠だけはしたんですけど。

公害病は防ぐ方法がないんです。私たちは水俣に生まれて、育ちました。ここにある写真[注1]の人たちもみんな知ってます。公害病は恐ろしいですよ。ただ、ひどくならないように気をつけるしかないのです。国も役所もあてになりません。川本さんと一緒に座り込みもしましたが[注2]、いまだに、水俣と言っても知らない人もいっぱいいるんですよ。「何の水だった、大村さん?」なんて。知らない人、いっぱいいますよ。そこを、話していって、みんなが公害病にあわないようにしていかなきゃと思います。

原田先生が、ずっと湯堂の中を回っておられた頃から、私は覚えています。本当に熱心にしていただいて、そういう先生ばかりならいいんです。けれど、私が今行ってる先生なんかには「水俣病の話は聞いてるけど、どういう治療して良いかわかんないもんな」と、言われています。事実そうだろうと思います。半分諦めていますけど。

割と死なないんですよね。いっそ死ねればいいと思うんですけど。皆さんも、どうぞ気をつけてください。これからもよろしくお願いします。

注1　伝えるネットが出前授業のとき、子どもたちに見てもらっている、桑原史成氏らの撮影による水俣病患者の写真。（121ページ・124ページの写真もその一部です）

注2　1978年、未認定患者による環境庁での座り込み。

大村夫妻の略歴

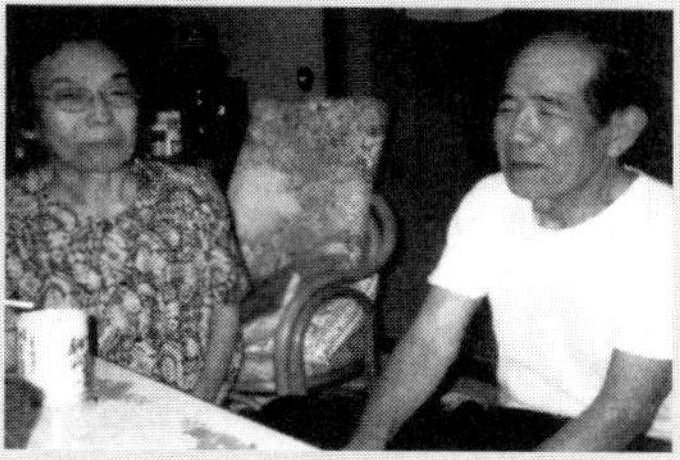

1922年	沖縄県与那原にて徳栄さん生まれる。
1933年	現在の水俣市湯堂にてトミエさん生まれる。
1953年	トミエさん、結婚。結核にて夫死亡後、父親、自身の発病。最初の結婚から1970年まで12回の流産、死産を繰り返す。
1958年	トミエさん、佐賀県鳥栖市へ仕事に出る。
1959年	鳥栖市にて徳栄さんと再婚。この頃より、頭痛、吐き気がひどくなる。
1961年	徳栄さん、仕事を得るため神奈川県小田原市に転居。翌年、トミエさんを呼び寄せる。
1963年	トミエさんの父を小田原に呼び寄せ同居を始める。
1967年	夫婦で中華料理店を開業。
1972年	トミエさん、この頃より半身麻痺。以後、3年間寝たきりとなる。
1973年	中華料理店を廃業。徳栄さん、トミエさんの看病に専念する。
1974年	トミエさん、松葉杖で歩けるようになる。一家で平塚市に就労のため転居。同年、トミエさんの父死去。
1976年	トミエさん、自身が水俣病であることを知り、認定申請するが保留処分。以後、未認定患者の運動に参加。
1977年	徳栄さんの仕事のため川崎市に転居。
1978年	環境庁での座り込みに参加。
1996年	水俣病未認定患者の和解協定調印に伴い、総合対策医療事業の対象となり、260万円の一時金と医療費・医療手当を支給されることになる。 水俣病の語り部として、各地で水俣病を伝える活動をする。
2009年	トミエさん、川崎市で死去。76歳。
2010年	徳栄さん、死去。89才。

今でも私は、毎日いやというほどこの公害の恐ろしさ、痛みを感じて、今日はどこもどうもなかったという日は一日もありません。朝、起きると頭がガンガンガンガンして、頭痛薬を飲まないと何もできない。もう40年間、欠かさず薬を飲んでいます。

沈みゆく　夕日は悲し　わが心
もて行くごとく　山に落ちゆく

平塚にいたときに、私が詠んだ和歌です。今も同じ気持ちです。

「故郷をはなれて」『証言ー水俣病』（岩波新書）
大村トミエ　1996年10月9日の証言より

毎日が沈みゆく夕日のようである。
平凡な生活の出来る人生を送りたかった。

大村トミエ「打捨て水俣病ー関東編」
『季刊 不知火ーいま水俣は』1979年3月号より

〔解説〕
大村トミエさんも「未認定」患者
大村さんや関西訴訟原告の方々の置かれた境遇から、認定制度と行政責任を考えてみます。

久保田　好生（東京・水俣病を告発する会／伝えるネット会員）

県外患者の苦しみ

水俣市湯堂の漁家に生まれたトミエさんの青春期は、ちょうど水俣病が公式確認された一九五〇年代後半。

発病し苦しむ重症患者の姿を近隣に見ながら過ごされました。類い稀な風景と豊かな恵みをもたらしていた水俣湾や不知火海がチッソの汚染により危機に瀕し、徐々に漁業も立ち行かなくなり、仕事を求めて出郷したのが一九五八年。

体の異常を自覚したのは一九七〇年代。「川本輝夫さんたちの自主交渉をテレビ報道で見とったけど、昔知ってるのも重症の患者ばかりだったし、自分の症状が同じ水俣病だとは思わなかったのよね」。とはいえ、頭痛、めまい、だるさ。夫婦で神奈川県足柄の富士フィルム工場前で評判の定食屋を営んでいたのに、味がわからなくなってくる。調理具も持ちきれず、ころびやすく、仕事にならない。「水俣の親戚から認定申請をしてみるよう勧められて」と、東京の支援事務所に相談の電話を頂いたのが一九七六年。店をたたみ平塚に移住し、徳栄さんがひとりで働きながらトミエさんの看病もしておられる時でした。

「近所の医者にかかっても、原因がわからない、と匙《さじ》を投げられる」「水俣出身と打ち明けても、水俣病患者を診たことがないのでわからない、って言われるだけ」。理解のある医師や、医療の便宜を図ってくれる病院に巡り合うまでがまず一苦労でした。トミエさんのように、高度経済成長期に不知火海沿岸から職を求めて移住した人々は、関東以外でも、関西・東海や北九州などでかなりの数に上ります。みな同じような苦しみのなかで、やっとの思いで認定申請に踏み切り、更には一九八〇年代になると、関西訴訟のように、国・県・チッソ相手の裁判が提訴されていきます。

患者を認めない「認定制度」

大村トミエさんは一九七六年に認定申請をし、はるばる熊本まで検診を受けに行った結果が「保留」（水俣病かどうかわからないので、処分しない）の扱い。症状はもとより、疫学的にも度重なる流産死産が水俣での濃厚汚染を裏付けているにもかかわらず、結局その状態が約二十年続きました。そして、一九九六年に、悩みながら「政治決着」を受け入れ認定申請を取り下げたのですが、それによって得られたのは、借金を全部返せずに消えてしまった一時金と、月に二回以上通院した患者への月々わずかな医療手当。ちなみに、この「政治決着」に申し出た人で大村さんのように一時金交付・特別医療事業対象とされた人が一万三百五十三人（死者含む）、一時金や手当なしの保健手帳のみ交付の人が千百八十七人、あとの三千四百五十三人はその枠からも切り捨てられました。

では、法律で定められている認定制度はどうかというと、熊本県と鹿児島県をあわせ、約半世紀の間に認定は二千三百人足らず。それに対して棄却（水俣病ではない、という処分）が九千人以上。いかに被害実態に沿わない、狭い認定基準であるかは、数字からも明らかです。最近明らかにされた環境庁委嘱の専門家会議議事録では、「感覚障害だけの水俣病」がありえることを明らかに認めながら、（つまり、もっとはるかに多くの人を認定制度の中で救うべきだったのに）会議参加の医師らが行政に配慮して医学的事実を偽り、水俣病判断条件の見直しをせずじまいでした。そして認定の門戸は広げぬまま、「水俣病とは言えないが医療費や解決金は出す」という、曖昧な政治決着へと棄却患者・未処分患者らを追いやったのです。水俣病救済は「認定制度～補償協定」と「政治決着の特別医療事業」という理不尽な「ダブルスタンダード」に封じ込められていて、大村さんも認定患者ではないのです。

関西訴訟で勝った原告も審査会では「棄却」

熊本・福岡・大阪・京都・東京・新潟と全国各地で起こされていた水俣病国家賠償請求訴訟の多くが一九九六年に提訴を取り下げるなか、国の責任も水俣病の定義もあいまいな政治決着をよしとせず、国賠訴訟を唯一継続したのが関西訴訟の原告でした。そして二〇〇一年、高裁では初の、国と熊本県の水俣病の発生・被害拡大についての行政責任を認める判決を勝ち取ります。判決では、水俣病像や診断方法についても患者側の主張を認めさせました。しかし、チッソは上告を断念したのに国と熊本県が上告し、高齢の患者は訴訟の継続を強いられています。さらに二〇〇三年、原告の数人は、裁判ではメチル水銀中毒の患者として認められたのに、訴訟と並行して行なっていた熊本県知事への認定申請では「水俣病ではない」との不当な棄却処分。そこで、行政不服審査請求が新たに開始されました。

一九六〇年代の後半から七〇年代前半にかけて、原田先生の講演にあるような胎児性患者認定、川本輝夫さんらの行政不服で勝ち得た環境庁裁決など、不当に狭かった患者認定の枠を広げる真摯な営みが成果をあげてきたのです。一九七〇年代中盤以降はまた逆戻り。認定患者には「補償協定」の適用が約束され、多額の出費がチッソの負担（＝裏支えしている行政の負担）となるため、黒を白と言いくるめ、訴訟で賠償が認められた患者をも水俣病ではないとして棄却するのが、残念ながら環境行政、公害被害者救済行政の現状です。

国は水俣病責任を率直に認めるべき

本来なら患者補償やヘドロ処理事業費の累積債務で倒産してもおかしくないチッソが存続しているのも、国や金融機関が熊本県債という形の融資を返済のめどもないのに二十年来引き受け続けてきたから。更に政治決着後には、返済できない分は借金棒引き・国家予算の直接補填とすることも閣議決定しました。これは国際的な環境政策と言うべきｐｐｐ（汚染者負担原則）にも外れます。国は、自らの責任を認めぬままのチッソ支援ではなく、自らの加害責任を正しく認めて正面から患者への賠償を行なうべきです。

そして、大村さんや関西訴訟原告、さらには不知火海沿岸で今も苦しんでいる未認定・未救済の患者・住民に対して、私たちがどんな力になれるのかを、これからも考え続けていきたいと思います。

水俣病の未認定問題　十二年後の付記[注1]

関西訴訟の最高裁判決を前にした時期に東京で行われた原田正純先生の講演会から十二年。干支一回りが過ぎて、水俣病の状況がどう変わったかを、手短に付記します。

講演会の翌年、二〇〇四年には、チッソ水俣病関西訴訟が最高裁で「患者勝訴」を確定させ、それに促されるように多くの人々が新たに申請を始めました。国にも水俣病の責任があったんだ、それを最高裁が認めたんだ、ということが、水俣病患者として名乗りを上げることをためらい諦めていた人々の背中を押した形です。対応に苦慮した国は「チッソ分社化～将来の免責」を条件に、「水俣病特別措置法（特措法）」という時限立法を二〇〇九年に制定。それと並行して「訴訟和解」も行われました。対象を「水俣病被害者」と定義はしましたが、一時金は二百十万円と、最初の政治決着のときの二百六十万円よりも低く、ほかに月二回以上通院したら二万円、そして健康保険の自己負担分補助という内容が、三万二千人にたいして行われました。新たに健康被害を申し出た人は熊本・鹿児島・新潟合わせて六万五千人にも及び、被害の広がりは、不知火海対岸の天草の下島や上島、水俣後背地の山間部にも及びつつあります。関西訴訟団の孤軍奮闘が終わりかけていた未認定問題を再燃させた形で、私たち支援者も「まだこんなに多くの人々が健康の不安を抱えていたのだ」と、認識を新たにさせられました。

しかし、国が二年二ヶ月で特措法の受付窓口を閉じたため、今また三度目の「未認定問題」が浮上。新潟もあわせて十二の訴訟と、唯一残されたハードルの高い「公害健康被害補償法（公健法）」への認定申請者一八八五人（二〇一五年六月末現在）という数字が、「終わらぬ水俣病」を端的に示しています。

講演会で闘病を語ってくださった大村トミエさんは、二〇〇九年の八月、七十六歳で逝去されました。突然だった夫・徳栄さんによれば、「夕方風呂から上がって静かだなと思ったら、息をしていなかった。突然だったが安らかだったのが救い」と。そしてその徳栄さんも翌年の九月、老人ホームで、トミエさんの後を追うかのように静かに逝去されました。享年八十九歳でした。

村山内閣の一九九五年の政治決着や、二〇〇九～一一年の「特措法和解」で、数万人の潜在患者が一時金と医療救済を受けたことは、水俣病に対する運動の一定の成果ではあったかもしれません。被害者確認が、関西訴訟団の奮闘と被害住民の勇気によって進んだことも確かです。けれど、特にトミエさんのように症状の軽くない人が、認定制度で保留状態が続き、やむなく、責任も被害定義も曖昧な低額補償で終わらされたことは、私たち支援者の力不足も含めて、悔しい限りでした。認定患者に適用される「水俣病補償協定」の対象になっていたら、それなりの生活費や医療費が得られ、お二人ともっと長生きできたかもしれないのに…と、ご葬儀の席でつくづく感じたものです。

二〇一三年には「溝口訴訟」「Fさん訴訟」という、これも孤高の闘いが関西訴訟に続いて最高裁で勝訴。判決はついに行政認定、つまりハードルの高いほうの「公健法」の認定基準の狭さをも指摘したのですが、環境省はそれを受け止めて判断条件を改めることをしませんでした。安保法制と同じで、最高裁判決を意図的に曲解した新通知を出して、厳しい認定基準を維持しているのです。

よって、講演会以後の十二年間の水俣病・未認定問題を非常にざっくり、誤解を恐れずに言えば、水俣病の被害確認は、〈量的〉には被害者自身の頑張りによってかなり進んだけれど、〈質的〉には旧態依然、ということになります。

沖縄出身の徳栄さんと、水俣出身のトミエさんは、天上で愉しく過ごされているでしょうが、この国の今をどう見ておられるか。お上の姿勢は、水俣でも沖縄でも、困ったもんだねと苦笑しておられるような気がします。

注1　水俣病の未認定問題がどのように進展しているかを新たに加えていただきました。

語り部・大村トミエさんとともに、子どもたちに「水俣」を伝える

子どもたちに「水俣」を伝えることは、私たち自身への活動です。原田先生が講演会で、水俣病に関わった当初「この時、誰も（革新といわれる政党や労働組合も）手伝ってくれなかったという怒りがあります」と語られました。私たちは専門家ではありませんが、地域で子どもたちに「水俣」を伝えることで、理不尽なことを起こさない、起きたときにどう向き合うかを考える手助けになればと思います。

「水俣」を子どもたちに伝えるネットワーク　田嶋いづみ

語り部・大村トミエさんと出会ったのは、「水俣」を子どもたちに伝えるネットワークを立ち上げたのちのことです。

お母さんを早くになくされた一人っ子のトミエさんとは、さっぱりとした気性でウマが合い、原田先生の講演会にトミエさんを迎えに行って以来、いつの間にか水俣病関連の集会やイベントがあるときは、私がトミエさんの専属運転手のようになっていました。

地縁・血縁のない者が「水俣」を伝えようとするとき、水俣病患者さんたちの証言を聴いておくことは

必須のことと思い、機会あるごとに語り部さんたちの話が聴ける会を訪ね歩いていました。そして、同じ神奈川県の川崎市に彼女がお住まいと知って、こんな近くに患者さんが暮らしているという驚きからトミエさんに声を掛けさせていただいたのが、短いお付き合いの始まりでした。もっとも、その後、自分の住むまちにも患者さんはいるのだとわかりました。水俣病の事実を知り始めたばかりのころは、患者さんが全国各地にいらっしゃると、公式確認から六十年にもなろうとすれば、それがごく当たり前のことだという想像力もなかったわけです。

語り部さんたちの証言は貴重です。苦しかった頃を思い出して涙ながらに語る姿には、胸を揺さぶられます。それと同時に、どうして被害の当事者が苦しい思いをしてまで語らねばならないのか、という疑問も浮かぶのでした。知ることを課せられたのは私たちなのに、知る努力をすべきなのは私たちなのに、いつまで被害の当事者に頼るつもりなのか、と。

トミエさんに、十二回にも及ぶ流産・死産したことをステージ上で答えさせようとした司会者には、小さな怒りさえ覚えました。同性として、いちばん語りたくないことを、公のステージで語る姿に心が痛みました。

その後、トミエさんの都合のいいとき、あるいは、川崎市内で「水俣」を伝える出前活動するときに、ご一緒するようになってもその思いは残っていました。私が水俣病事件の悲惨さや、やるせない「救済」の現実を説明して、トミエさんには、日々の思い、子どもたちに伝えたいことを話してもらうようにしてきました。トミエさんには、つらい話をさせたくなかったのです。

とはいえ、トミエさんが子どもたちに向かって「よ〜く覚えておいてね。国はね、な〜にもしてくれないんだよ。私たちのためにはな〜にもしてくれないんだよ」と熱っぽく語りかけるのを、正直、ハラハラして聴いていました。私自身、甘いところがあって、国が「な〜にもしてくれない」と断言しきれないように思えたからです。

3・11後、「な〜にもしてくれない」と叫ぶように語るトミエさんの横顔を、しばしば思い出すようになりました。

被害の当事者につらい思いだけを何度も再現させるようなことを言わせるな、というのは、また、子どもたちに教えられたことでした。

水俣病事件の長い救われない事実経過を語り、患者さんの生き方を紹介したとき、少年に言われたことがあるのです。「患者さんに会いたいな、ぼく。そして、いろんなことを訊きたい」と。「それで、どんなことを訊いてみるの」と訊ね返すと、その少年はこう答えたのです。

「水俣病のことじゃなくてね、どんな魚が好きなのとか、そういう普通のこと」。

人と人が出会うときそうであるように、水俣病患者さんと出会うときもそうでありたい。水俣病患者のだれそれではなく、ひとりの人間として。

トミエさんと「東京シューレ・大田」に出前授業に行きました。「東京シューレ」では、子どもたちが学びたいことを自分で決めていく方式になっていて、何回か連続で伝えるネットのメンバーが講師になって「水俣」について学んでもらいました。最後の回にトミエさんに来ていただくことになりました。ここでも運転手となって同行していた私が、少年の言葉を思い出して、子どもたちにトミエさんに「普通のこと」を訊ねてみたらどうかと提案すると、子どもたちが「何色が好きですか？」と訊ねました。

トミエさんは、う～ん、う～んとうなり、「そんなこと考えたこともない」と答えました。今まで訊かれたこともない、と。好みの色が言えないということで、水俣病に奪われたものの大きさを知ることになりました。

トミエさんの運転手というか、道連れとなって、水俣にも、新潟にも行きました。トミエさんは、お父様を神奈川県にひきとって以来、水俣に久しく帰ることはなかったのです。また、帰省する余裕もありませんでした。そんなトミエさんに熊本県は、水俣病認定申請のために水俣に来てレントゲンを撮るよう言ってきたそうです。トミエさんは、「水俣で撮ったレントゲンと川崎で撮ったレントゲンとどう違うんだ」と怒鳴りつけてやった、と繰り返し語っていました。

神奈川に移ってきてご夫婦で蕎麦屋さんを営み、トミエさんの発病・治療で「家を二軒なくした」そうです。病院のベッドの上で出身地である水俣のニュースを見ていたときも、自分の病気と水俣病を結び付けて考えたことはなかったと言います。それが、従妹と電話していて「もしかして水俣病じゃないか」と言われて、ようやく気づくことになります。原田正純先生は、トミエさんのことを「典型的な水俣病の

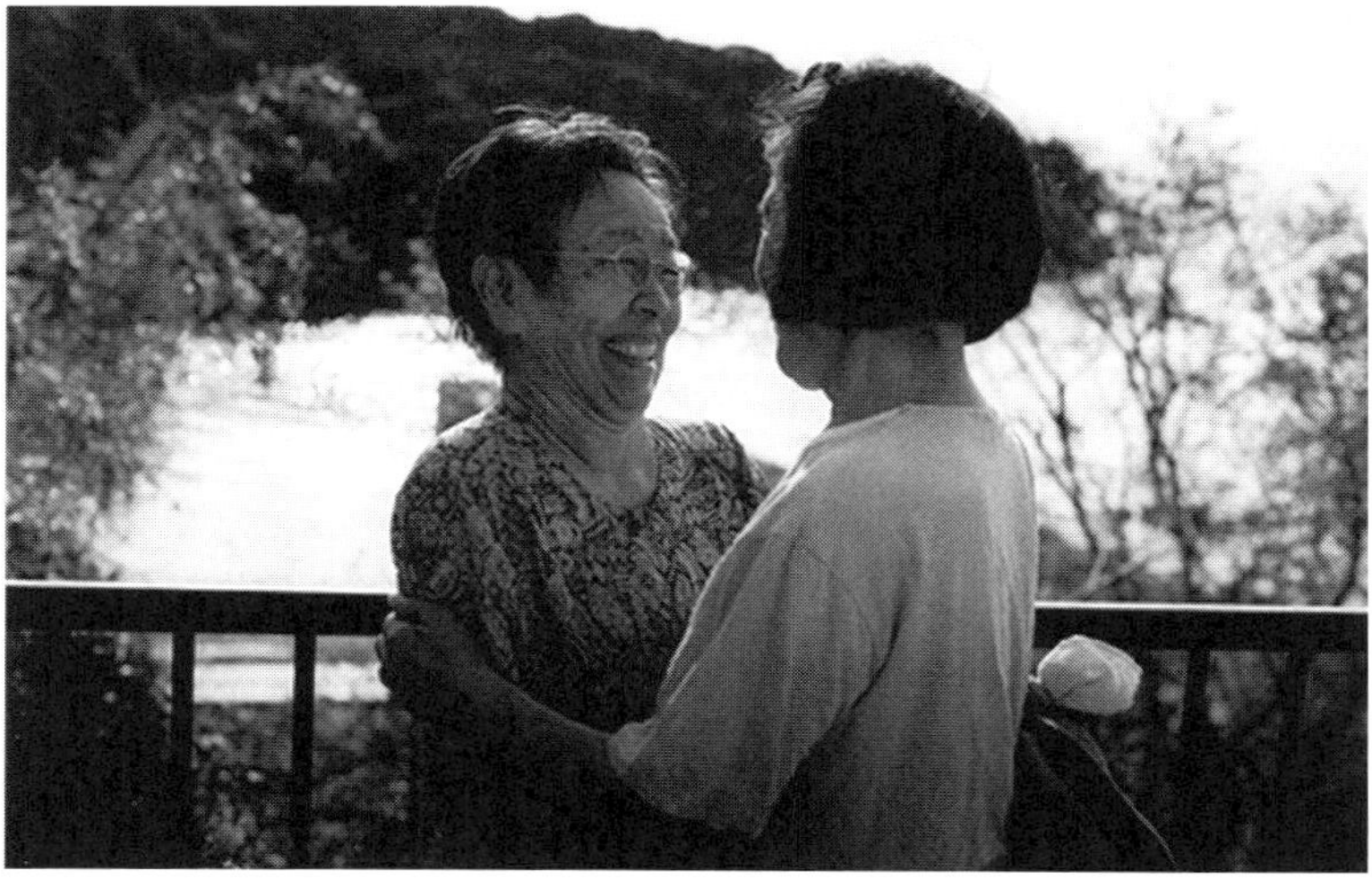

水俣の海を前に、杉本栄子さんに迎えられたトミエさん　2004年9月19日撮影／芥川　仁

しゃべり方してる」と言われました。言われてみれば、確かに舌がもつれるために、舌足らずの甘えたような話し方になるのでした。トミエさんからは、水俣から離れた者の困難さがはっきりと窺えたのでした。

トミエさんが行きたくても行けなかった水俣。その水俣へのお里帰りを、「水俣」を子どもたちに伝えるネットワークの研修旅行として実現できたのは、二〇〇四年九月のことです。トミエさんは水俣に帰ることが怖かったのだ、と私たちが気づいたのは、旅行の最中のことでした。故郷を離れて久しい自分が戻ったら親戚たちはなんと言うだろう、水俣病の自分を疎ましく思うのではないか、と。最後まで迷い、むしろ避けるようにしていたのですが、伝えるネットの私たちがよそ者ならではの無遠慮さで、水俣のあちこちを訪ねているなかで、トミエさんは否応なく親戚宅をのぞくことになりました。

「いつでも帰っておいで」と言われたと、水俣の温泉宿で、トミエさんが心底安心したような笑顔を見せたのを、私は忘れることができません。

「次に行くのは、ご主人の出身地の沖縄」という夢は実現しませんでした。

歩けなくなったトミエさんのために、アパートの部屋に紐を渡して歩けるようにして練習させたという

ご主人の徳栄さんは、沖縄出身の方でした。「いやぁ、体が弱いと聞いてはいて結婚したのだけれど、こんなに弱いとは知らなかった。だからと言って、捨てるわけにもいかんもんなぁ」と語る徳栄さんは、大柄で逞しい体つきでしたが、優しい心遣いのできる方で、やはり、折に触れて私にも優しい声を掛けてくれるのでした。

そんな徳栄さんなのに、トミエさんにしばしば稼ぎがないとなじられていました。当時、八十歳を過ぎていた徳栄さんをつかまえて。そのトミエさんが、「電気を止められる」と救いを求めてきたことがありました。私たちは意を決して、ご夫妻の生活保護手続きを進めることにしました。徳栄さんには、生活保護などに頼るまいという矜持があったのだと思います。あるいは、お上に頼るなどとは申し訳ないという思いでしょうか。そんな徳栄さんが、訪れた押し売りに対して「女房は水俣病患者だ。国ともケンカしてるんだぞ」と啖呵を切って退散させたことがあると私にもらされたときには、意外な気持ちで苦笑したものです。

トミエさんを「阿賀に生きる追悼集会」と銘打ってなされる新潟水俣病患者さんたちの集いにお連れしたのが、最後の同行の旅となりました。この、毎年五月四日に開催される集いは、水俣病患者にご縁をいただいた者たちが全国から集まって、水俣病患者さんに少しでも「冥土の土産」を差し上げたいと、趣

向を凝らし楽しげに催される会です。

あんなに笑って、また、トミエさんがマイクをもって歌う姿をみたのは、最初で最後となりました。二〇〇九年にトミエさん、そのあとを追うように翌二〇一〇年に徳栄さんと、お二人とも彼岸のひととなりました。

原田先生の講演会で、水俣病患者として発言をされたトミエさん。トミエさんに被害の当事者としての発言だけを求めるようなことは避けたいと思いつつも、結果としては、水俣病患者という立場だけにとどめてしまったことを申し訳なく思います。

トミエさんの声の記憶――。

「電気が止められてしまう」というか細い電話の声。二〇〇四年一〇月四日チッソ水俣病関西訴訟最高裁判決の日、職場にかかってきた電話の「勝った、勝った！」という踊るような声。そして、仕事に家庭に疲れていた私に、こんこんと諭し励ましてくれた声。少し舌足らずで、甘い、優しい声。

少しは「冥土の土産」をお持ちになれたか、徳栄さんとともに稼ぎの心配なく穏やかに暮らしておいでか、彼岸から声を届けてはくれないものでしょうか。

※伝えるネットでは、大村トミエさんの証言映像をyoutubeにて、公開しています。

出前授業で「水俣」を子どもたちに伝えるネットワークが配るガイド、リーフレット（抜粋）をあわせて次に紹介します。

「水俣」は宝もの。いっしょに希望をみつけよう。

「水俣《みなまた》」に学ぶ

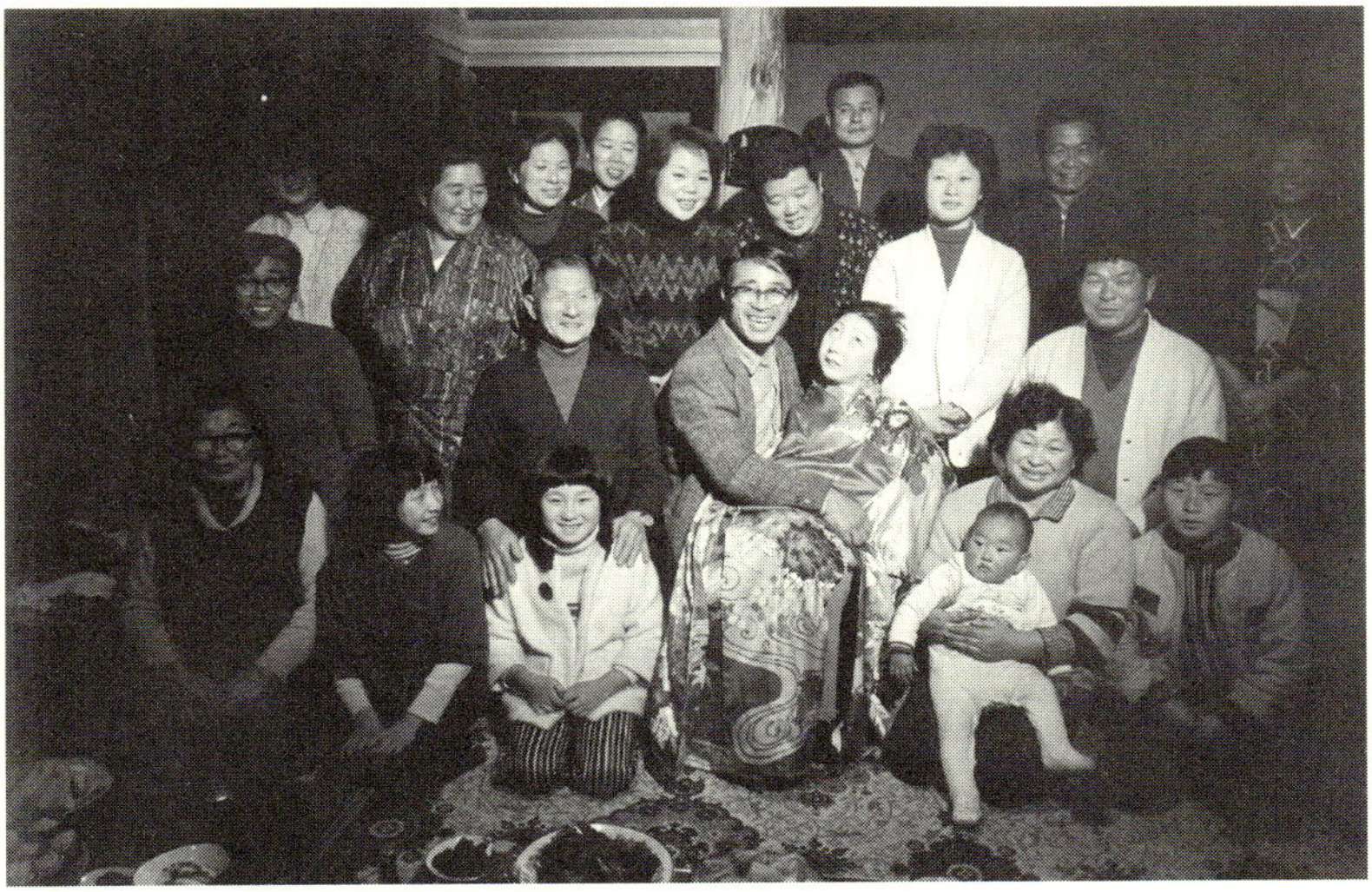

撮影/桑原史成
1977

この写真は、智子《ともこ》さんとその家族です。
智子さんの成人式《せいじんしき》のお祝いに、親せきの人たちが集まりました。
智子さんはお母さんのおなかの中にいるときに、水俣病《みなまたびょう》になりました。
目は開いていますが、見えません。耳も聞こえません。
智子さんと家族は、一度もおしゃべりをしたことがありません。
でも、心は通じあっていました。
お母さんとお父さんは、智子さんを「宝子《たからご》」といって、大切に育てました。
智子さんを家族が支え、また、智子さんがいることで家族が支えあって
生きてきたのです。智子さんはかけがえのない家族の一員でした。
智子さんは、成人式のお祝いをした次の年に亡《な》くなりました。
智子さんのお母さんとお父さんは、今も水俣《みなまた》でくらしています。

「水俣」を子どもたちに伝えるネットワーク製作のガイドより抜粋

水俣病は終わっていないの？

水俣病は終わってはいません。

私たちは、まだまだ水俣病のことを知りません。健康をうばわれた人たちの毎日の生活の大変さやくやしさを想像することもできていません。

水俣病になって差別にあい、生活のために水俣から引っ越した人たちもいます。2004年10月にようやく国や県の責任が認められ、2009年には救済のための特別法ができましたが、水俣から離れて全国に住んでいるひとりひとりの健康や生活に届くような手当てがなされているわけではありません。年をとって水俣病の症状が出てきた人もいます。水俣病の症状があっても、自分が水俣病であると気づかず、くらしに困っていることもあります。助けを求める裁判は、まだまだ起こされています。いま、被害を受けた人にどれだけ思いやりをもって寄りそえるかが問われているのです。

いったん環境が汚染されたら、これから何が起こるかだれにもわかりません。どんな制度や法律をつくっても、被害を受けた人たちの健康がもどるわけではありません。被害を受けた人たちが、生きていて良かったと思えるような社会や未来を築いていかなければならないのです。

患者や家族はどうしたの？

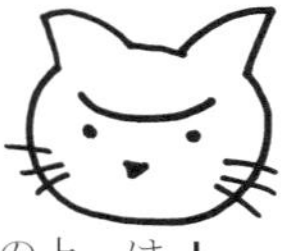

健康をうばわれ働くこともできなくなり、からだは苦しく生活も貧しくなりました。その上、はげしい差別とイジメにあって患者さんとその家族はほんとうにつらい目にあいました。やがて、患者さんたちは人としての権利を求めて、裁判を起こしました。

最初の判決は1973年に出され、チッソの責任がきびしく問われました。その後も、差別をふりはらい勇気を出した患者さんたちが日本の各地で次々と裁判を起こし、国や県の責任を明らかにしたり、水俣病と認める基準を見直させようとする判決が出されています。

また、水俣病の意味を深く受け止め、その体験を国内だけでなく世界に向けて発信している患者さんもいます。水俣病の苦しみを家族のきずなと愛情で支えてきた患者さんと家族のすがたは、私たちにとっても、いのちや生き方を問いかけてくれるものです。

「水俣」を子どもたちに伝えるネットワーク製作のガイドより抜粋

「水俣」は宝もの

「水俣」は宝もの。それはなぜ？

水俣の自然やくらしを知ってください。

水俣に起きた病気のことを知ってください。

水俣の人たちがどのように苦しみ、怒り、悲しみ、そして勇気と愛情で生きてきたか、生きているかを知ってください。

そうして———。

わたしたちの町で同じことが起きたら、わたしたちはどうするか想像してみてください。水俣だけのことではないと気づいて「　」を付けた「水俣」になったとき、「水俣」がわたしたちに〈いのち〉と〈くらし〉を教えてくれているとわかります。

そうわかるとき、いまと未来を生きようとするすべての人びとにとって「水俣」は〈宝もの〉となるのではないでしょうか。

困ったり悩んだりしたとき、「水俣」から見つけた〈宝もの〉を思い出してください。「水俣」を知らない人に伝えて〈宝もの〉を分け合ってください。

わたしたちがこの〈宝もの〉を大切にしていくなら、もっと光り輝く〈宝もの〉になると思うのです。

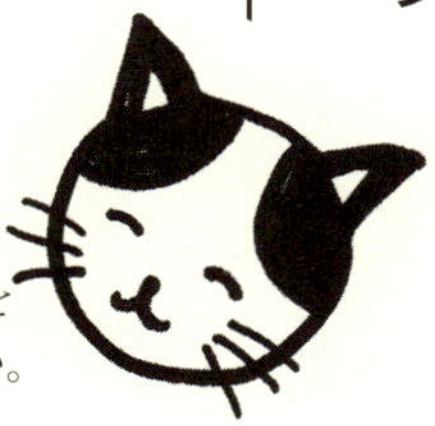

「水俣」を子どもたちに伝えるネットワーク製作のガイドより抜粋

いま、子どもたちに「水俣」を

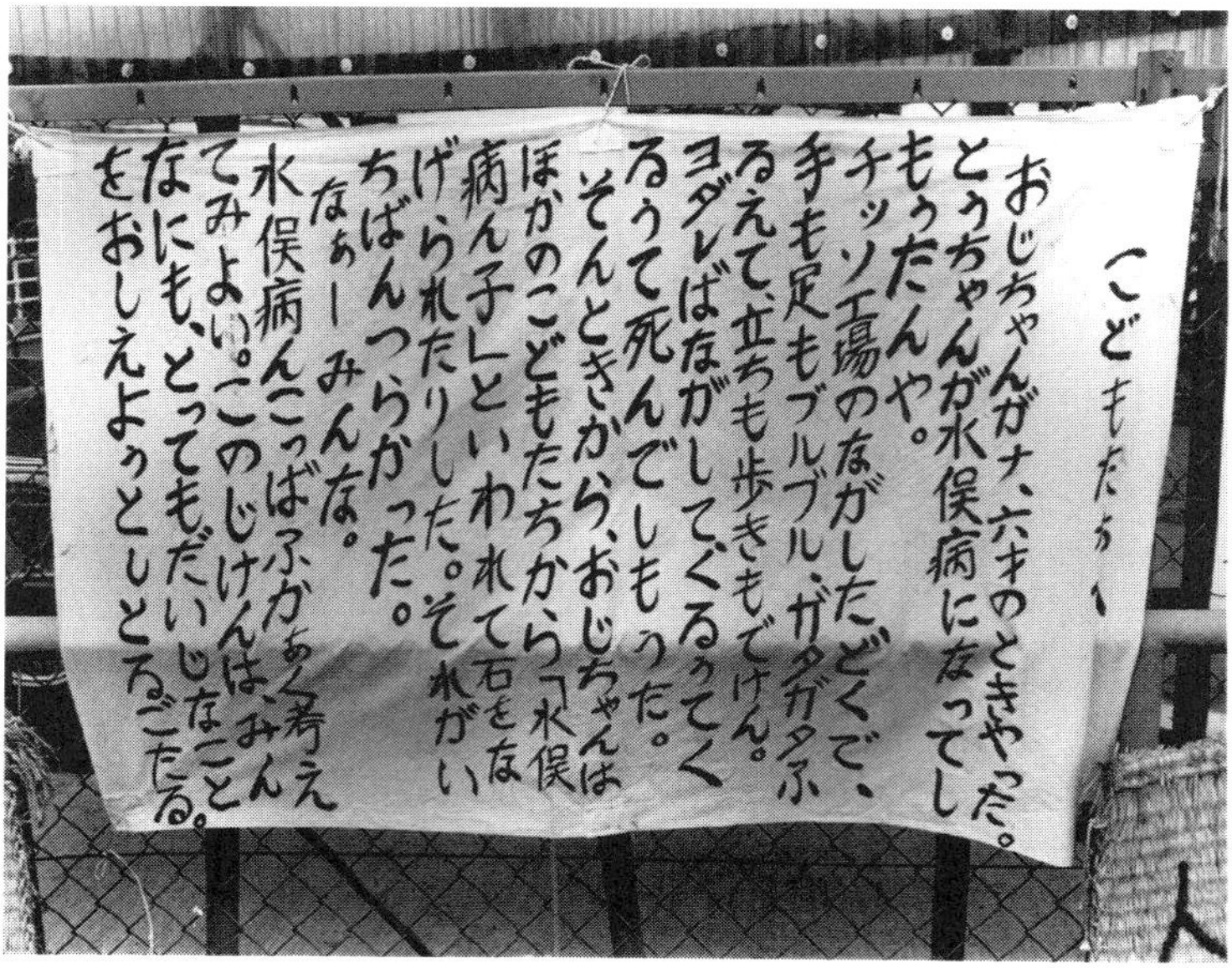
こどもたちへ
おじちゃんガナ、六才のときやった。
とうちゃんが水俣病になってし
もうたんや。
チッソ工場のながしたどくで、
手も足もブルブル、ガタガタふ
るえて、立ちも歩きもでけん。
ヨダレばながしてくるうてく
るうて死んでしもうた。
そんときから、おじちゃんは
ほかのこどもたちから「水俣
病ん子」といわれて石をな
げられたりした。それがい
ちばんつらかった。
なぁーみんな。
水俣病んことばふかぁく考え
てみよい。このじけんは、みん
なにも、とってもだいじなこと
をおしえようとしとるごたる。

緒方正人さんがチッソ水俣工場正門前に座りこんだときに子どもたちに呼びかけた旗。撮影/宮本成美 1988.4.4

伝えるネットはこんなことをします

1. 小学校、中学校、高等学校などへ出前授業(社会科、総合学習など)をします。
2. 研修会、講演会、現地学習、教材収集と作成などをします。
3. 「水俣」を知りたい人たち、伝えたい人たち、学びを深めたい人たちとつながり交流します。
4. 出前授業の報告をはじめ、活動のなかで得た情報を共有するための通信や冊子を発行します。
5. 「水俣」を伝えるために音声サポートなどバリアフリーとなる情報提供に取り組みます。
6. 活動報告や情報を伝えるため、ホームページやブログを運営します。
7. 「水俣」の学びを深め、くらしのなかに生かして地域活動に参加します。

「水俣」を子どもたちに伝えるネットワーク製作のリーフレットより抜粋

「水俣」を子どもたちに伝えるネットワークの活動紹介

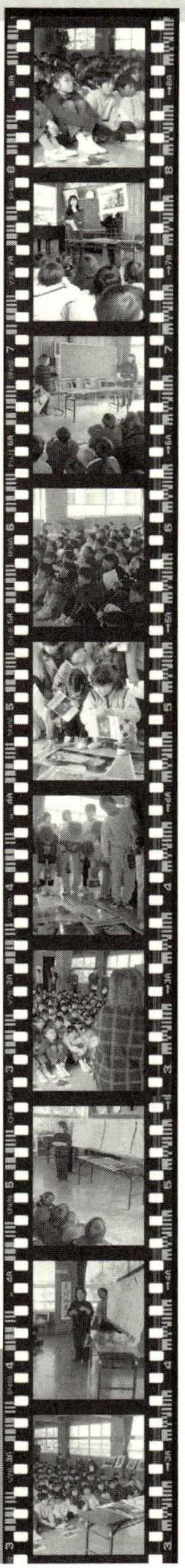

伝えるネット　これまでのあゆみ

'00
3月　呼びかけリーフ印刷(3000部)
4月　伝えるネット設立総会(東京都文京区)
9月　第1回水俣現地研修
10月　ホームページ開設

'01
4・8月　「子どもたちに水俣を伝える」シンポジウム開催(高槻市)
8月　足尾現地研修
9月　リーフ改訂、「水俣に学ぶ」ガイド作成(各4000部)

'02
5月　『阿賀に生きる』10周年の集いに参加(新潟県安田町)
5月　CD『安心の歌』制作

'03
6月　原田正純氏講演会開催(東京都文京区)
9月　リーフ改訂印刷(4000部)　ガイド改訂印刷(4500部)
10月　第2回水俣現地研修
1月　ブックレット『いま、「水俣」を伝える意味～原田氏講演録』発行
※03年度事業に対し、トヨタ財団より助成を得る。

'04
6月　アイリーン・美緒子・スミス氏、丸山徳次氏演会開催(豊橋市)
9月　第3回水俣現地研修～大村トミエさんの里帰りに同行

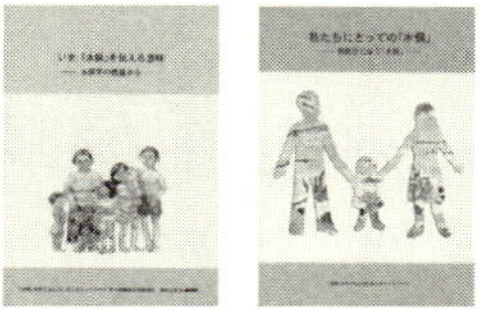

【伝えるネットのブックレット シリーズ】
その1　いま、「水俣」を伝える意味
— 原田正純 講演録 —
その2　私たちにとっての「水俣」

'05
6月　「出前授業ってなあに？」シンポジウム開催(浜松市)
8月　ブックレット『私たちにとっての「水俣」』発行
1月　第1回水俣病事件研究交流集会にて発表
3月　ブックレット『市民がひらく「水俣」出前授業』発行
※04年度ブックレット出版事業に対し、トヨタ財団より助成を得る。

'06
5月　リーフ・ガイド改訂印刷(各4000部)
6月　連続イベント「さがみはらでMINAMATA'S　WEEK」開催
(相模原市・メイン会場はカフェ・ラシエット)
※上記事業に対し、さがみはら社会貢献市民ファンド「ゆめの芽」及び神奈川ネットワーク運動より助成を得る。
7月　田尻宗昭記念基金より第15回田尻賞受賞
9月　「環境被害に関する国際フォーラム」に参加(熊本市、水俣市)
10月　「田尻賞受賞記念桑原史成氏講演会」開催(豊橋市)

'07
7月　札幌窓口開設
9月　伝えるネット所蔵写真展開催(札幌市)
10月　第4回水俣現地研修
11月　佐藤真監督追悼『阿賀に生きる』上映会開催(相模原市)

'08
6月　写真展「水俣を見た7人の写真家たち」開催
(豊橋市・豊橋市民文化会館／浜松市・クリエート浜松)
10月　「東アジア環境市民会議」に参加(新潟市)
11月　ブックレット『伝えることから明日の子どもたちへ～田尻宗昭講演録』発行
12月　リーフ・ガイド改訂印刷(各5000部)
3月　パネルシアター「みなまた　あまなつものがたり」制作
※08年度事業に対し、トヨタ財団より助成を得る。

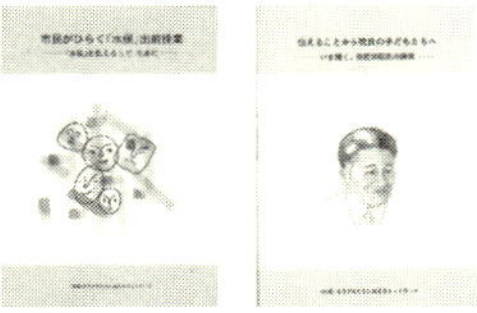

【伝えるネットのブックレット シリーズ】
その3　市民がひらく「水俣」出前授業
その4　伝えることから明日の子どもたちへ
— いま聞く、田尻宗昭氏の講演 —

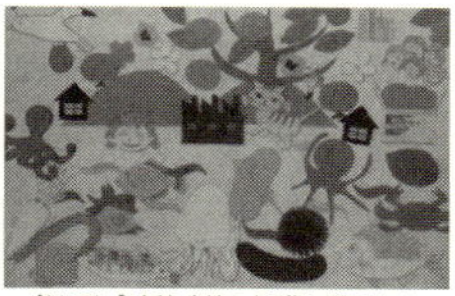

パネルシアター「みなまた　あまなつ　ものがたり」よりラストシーン

'09
9月　写真展プレイベント『チョコラ！』上映会開催(相模原市)
9月　第5回水俣現地研修
10月　ホームページ改訂リニュアル
1月　パネルシアター「みなまた　いのちの水ものがたり」制作
2月　写真展「水俣を見た7人の写真家たち」開催
(相模原市・グリーンホール相模大野)
※開催事業に対し、相模原行政市民共同運営型ファンド「ゆめの芽」、神奈川ネットワーク運動、パルシステム神奈川ゆめコープより助成を得る。
2月　市立水俣病資料館に「群詩　朽ちない言葉の網」寄贈
3月　『チョコラ！』DVD化に音声ガイド制作で協力

'10
5月　音声サポート部会立ち上げ
5月　『阿賀に生きる』上映会に音声ガイド実施(阿賀野市)
6月　「7人の写真家たち」さがみはら写真展記録DVD制作
8月　「写真展　僕たちのさがみはら～撮影・芥川仁」開催
(相模原市・ギャラリーサガン)
10月　ブログ「伝えるネットねこレポート」開設
11月　フォトシティさがみはら歴代写真展にて音声ガイド実施
1月　「さがみはらを見た写真家たち」巡回写真展
(相模原市・市立桜台小学校美術館)
1月　リーフ・ガイド改訂印刷(各5000部)
3月　ボランタリー活動奨励賞受賞(かながわボランタリー活動推進基金21より)

'11
4月　首都圏窓口事務所開設(STORK ANNEX 2F内)
4月　「さがみはらを見た写真家たち」巡回写真展
(相模原市・県立藤野芸術の家 音のプロムナードギャラリーにて)
7月　日吉台地下壕保存の会見学会参加(慶応義塾日吉キャンパス)
7月　国立ハンセン病資料館見学会実施
9月　第6回水俣現地研修旅行(藤本寿子氏コーディネートによる)
10月　立体コピー機「ピアフ」購入、豊橋窓口設置
10月　フォトシティさがみはら受賞写真展にてガイドを実施。
※これより以降、毎年フォトシティさがみはら受賞写真展にてガイドを実施。
12月　桑原史成氏撮影大型写真パネル購入

'12
5月　『阿賀に生きる』フイルム版音声ガイド制作
7月　「音声ガイドってな～に？！」プロジェクト・キックオフ講演会
(相模原市・西洋の台所 HAMA)
※12年度『水俣』音声ガイド制作プロジェクトに対し、「ゆめの芽」より助成を得る。
8月　tutaeruneko にてyoutubeチャンネル登録
9月　演劇結社ぱっかりぱっかり朗読会
(豊橋市・市民文化会館/共催・NPO法人てのひら)
12月　『阿賀に生きる』ニュープリント記念ロードショーにて音声ガイド
(東京都渋谷区・ユーロスペース)
1月　『水俣～患者さんとその世界』音声ガイド付き上映会開催
(相模原市・おださがプラザ)

'13
6月　シンポジウム「ミナマタ、フクシマ、子どものいのち～いま、子どもたちに向き合うこと～」開催
(福島市・福島県教育会館/共催・福島県教組放射線教育対策委員会)
6月　没後100年 田中正造の足跡を学ぶフィールドワーク開催
(田中正造大学・坂原辰男氏のコーディネートによる)
9月　『水俣～患者さんとその世界』改訂・再録音版音声ガイドを熊本学園大・水俣現地センターと水俣病資料館に寄贈
9月　「100人の母たち～亀山ののこ写真展」さがみはら開催
(相模原市・ユニコムプラザさがみはら／ソレイユさがみ)
10月　トーク・セッション「水俣、福島、わたしたちのまち」youtube公開
1月　リーフ・ガイド改訂印刷(各5000部)

子どもたちのいるところによんでください！

都合のつく限り、いつでもどこでもボランティアで出かけます。
授業だけでなく、子ども会・親子劇場・フリースクールなど子どもたちと出会う機会をください。また「水俣」を知るためのお手伝いもします。
ひとりからひとりへ。伝えることは、ひとりがひとりとつながること。

仲間になってください！

入会金　1口＝2000円　※初年度年会費不要
年会費　1口＝1000円　※会員には会報ほか情報提供
活動ができるかできないかにとらわれず、気持ちを同じくしていただけるなら、会員となって活動を支援してください。

会費・カンパは右記へお願いします
※常時、カンパを受け付けています。

●郵便振替　口座番号　00280－4－44109
加入者名「水俣」を子どもたちに伝えるネットワーク
●銀行口座　ゆうちょ銀行　〇二九店　当座　0044109

「水俣」を子どもたちに伝えるネットワーク製作のリーフレットより

第三章　現在の視点から

水俣病が、チッソからの排水に含まれる有機水銀が原因と認定されてからも、国はその責任をなかなか認めようとしませんでした。被害の拡大を招いた国や県が、水俣病で苦しんでいる人たちに対して「六十年間何をしてきたか」、そして「それをどう捉えるか」を、福島の原発事故などの状況を含めた意味での「現在の視点から」と題した第三章に、沖縄に住居を構える多田治先生と、水俣に住まいを持つ池田理知子先生のお二人から、原稿を寄稿していただきました。

原田正純氏が我々に投げかけ続ける問い
――「水俣」を引き継ぐために

一橋大学　多田　治

1　医師・原田正純に学ぶ

私は医療や水俣病についてはまるで専門外なのだが、社会学・社会科学を行う者として、原田正純先生の営みから学ぶことは実に多い。門外漢の立場なので僭越かと思うが、これまで社会学や沖縄の研究をしてきて、また3・11以後の日本の動向を危惧する者のひとりとして、原田氏の一連の仕事からヒントを引き出し、自分なりの考察を展開してみたい。

原田氏は水俣病と向き合うなかで、「医者にできることは何か」「どこまでやれるのか」を問い続けてこられたように思われる。大学人でもあった原田氏にとって、医学はあくまで医学であり、他の人と同様、科学的な知見にもとづく立場から出発しただろう。しかし水俣病は、自然に発生したものではなく、圧倒的な政治・経済の力関係から産み出された、おぞましい社会の病であった。当時の国策としての近代化、工業化、産業発展といった成長神話の犠牲として出てきた水俣病の患者たちに対して、まさに対症療法的に診察するだけではなく、より根本的な解決を求めて行動しようとする自覚と責任が、原田氏にはつねにあったのだと思われる。

医者としての職務を果たしながら、いかに医者の限界を超え出ることができるか。原田氏がこの難題を可能にしたのは、つねに現場へ行くことを重視し、地元の患者や家族の方々の声に耳を傾けることによってであった。水俣病の実態がまだ充分に解明できていない状況では、現場で渦中にいる当事者の人たちが、どんな専門家よりも詳しく、具体的に知っていた。そこから原田氏は、現場へこまめに通うこと、患者やその家族をはじめ一般の人の話をきちんと聞きとることを大切にしたのである。当たり前のことのようでも、医者や学界のように専門家の集まる世界が閉鎖的で自己完結しがちであることからすれば、決して簡単なことではない。これができたのは、社会的な立場に関係なく、人の話を謙虚に聞き入れ、患者と温かくユーモラスに向き合い、粘り強く接し続けた原田氏の人柄と一貫した態度ゆえのことであった。「治らない病気を前にして、医者に何ができるかを考えねばならない」という言葉は印象的だ。

社会学も現場でのフィールドワークや参与観察、聞きとり調査を重視するのだが、決定的にひとつ欠けているものがある。原田氏の場合は医療的な診断を行うことで、患者との密なコミュニケーションを行い、医療的に貢献できた点である。社会学の調査の場合は、そのように即座にわかりやすく役立つ形で、現場の人々に直接還元できる手段をもたない。その点で、診察という基本的・実践的な関わりを持ちえた原田氏を、社会学者はうらやましくも思うのである。数多くの水俣病患者の方々と対座し、対話を繰り返してきた原田氏の言葉には、説得力がある。

客観性・中立性への問い

原田氏による数々の問題提起のなかでも、我々研究者がとりわけ突きつけられるのが、「中立性」とは何か、誰にとっての中立性か、という問いである。もともと強者と弱者の関係が歴然とした状況では、どちらの味方にもつかず静観していることは、それ自体が強者（企業・行政）に有利に作用する。原田氏は、医者の本分はあくまで患者を助けることにあるとの基本原則に立ち、患者・弱者の立場で考え行動することが、真の中立性だと一貫して主張し続けた。

客観性を旨とする研究者は、対立や紛争の外部に立ち、距離を保とうとしがちだ。だが少し考えれば、実は事実の認識そのものが、ニュートラルに行うのが難しいことがわかる。「何が水俣病か」、その定義や範囲の確定、患者認定の基準や数、原因や責任主体の特定など、あらゆる事実の認識・判断じたいが利害関係に巻き込まれ、政治的な文脈のなかで行われざるをえない。国や企業は、事件や病気を過小評価することで、補償・賠償の金額をできるだけ引き下げようとする。これまで多くの研究者や医者は、その事実認定やデータ分析・解釈の局面でむしろ強者の側に囲い込まれ、都合よく利用されてきたのであった。一方で行政は、不知火海一帯・周辺地域の環境汚染や健康被害の実態調査を行わず、データがないこと自体が政治的に利用されてもきたわけである。

だからこそ原田氏は、現地へ赴き多くの患者を診断することで、できる限り水俣病の実態把握につとめてきた。国・企業・自治体・専門家といった強者のネットワークにおいて、水俣病をめぐる事実の認識・判断じたいがねじ曲げられ、都合の悪い事実が隠蔽されてきたことからすれば、本当の客観性、中立性とは何なのかを、原田氏は問い続けていたといえよう。これと合わせて、「何のため、誰のために研究をするのか」というもうひとつの根源的な問いを、原田氏は我々に問いかけ続けているようにも思われる。

専門知の限界と水俣学――ローカルあってのグローバル

原田氏は熊本大から熊本学園大へ移った際に、学際的なアプローチを旨とする水俣学を立ち上げた。背景には、彼が水俣病と向き合う一連の活動において、繰り返し専門知の限界を感じ、専門家ではない現地の当事者の方々から多くを学んできた経緯がある。また、水俣病が医学だけでは到底解決できず、政治学・経済学・法学・社会学など、多様で幅広い知を結集させて解明する必要から、現場重視という共通項のもとに、水俣学が立ち上げられたのである。

原田氏の取り組みは、学際的なつながりだけでなく、国際的なネットワークを広げることにもなった。水俣という特定の場所を拠点にしながら、水俣病と類似した事件や病気が各地で多発したために、意図せずして原田氏は、新潟・五島・三池・カナダ・ベトナム・中国・アマゾンなどにも活動範囲を拡大することになった。環境破壊と健康被害のグローバルな広がりに対して、原田氏は水俣病を熟知する立場から、診察と発言を行ってきた。そのグローバルな活躍は、あくまで水俣でのローカルな実践を立脚点にしてのものであった。

2　福島と水俣

二〇一二年に惜しまれつつ故人となった原田氏の存在と活動は、３・11以後の深刻な現実を生きる我々に対して今なお輝き続け、多くのヒントと励ましを与えてくれているように思われる。水俣病じたいが決して過去のものでなく、今もなお進行中で、未解明・未解決の問題を多く残しているが、だからこそ水俣病は、福島第一原発事故を考える際にも、生きた教訓となりうるのである。

東日本大震災により引き起こされた原発事故で、広範囲の住民が避難を余儀なくされた。事故現場への直接の対応だけでなく、放射能汚染や健康被害に関して、東京電力や国・自治体のずさんな対応が明らかになってくると、原田氏は「懲りてないな」と、水俣から何も学習・反省していない状況を指摘することになった。福島を考えるうえで、水俣が重要な手がかりと教訓を与えてくれるのは、皮肉にも、国策企業や国・自治体が過去の惨事の反省を織り込まず、基本的に同じことを繰り返している点においてである

情報統制と風評被害

すでによく知られていることだが、国や東電は事故直後も四年以上たった今も、汚染や被曝の影響を低

く見積もる傾向がある。事実・情報を迅速かつ正確に公開することよりも、人々のパニックの回避、不安をあおらないことを第一の建前として、データ開示のタイミングを大幅に遅らせ、真に重要な情報を開示せず、国民の不信を募らせてきた。大手マスコミも、政府やスポンサーとの力関係や利害関係を背景に、原発・放射能の情報や言論をコントロールしてきた。

食物や水に含まれる放射性物質の濃度・安全性からしても、震災後の日本では、小さな子を持つ母親をはじめ多くの国民が、どの時代にもましてできる限りの情報公開を望んでいたはずである。しかし、政治の潮流はむしろ逆行した。二〇一三年十二月、特定秘密保護法が成立し、国民の「知る自由」は制約と圧力をかけられることになった。

一方、震災から年月が経過するにつれて、記憶の風化と危機意識の希薄化も進み、福島や首都圏では放射能や被曝の話を持ち出すのがタブー化した雰囲気が常態となった。それを表すのが、二〇一四年五月の「美味しんぼ」事件である。『ビッグコミック・スピリッツ』連載の「美味しんぼ」の「福島の真実」における、鼻血を放射能と結びつけた描写が、科学的根拠がなく、風評被害をあおるとして、環境省や福島県などが相次いで苦情を申し入れたのである。

この件で「美味しんぼ」の作者や小学館は、多方面から痛烈なバッシングの嵐を浴びた。だがこれは、原発事故や放射能汚染に関して、真に責めを負うべき主体が責任を回避し、転嫁する流れとつながっているように思われる。たしかに福島で農業や観光業を営む人々にとって復興はとても重要であり、人気漫画で放射能や被曝の脅威が語られれば、痛手となるのは理解できる。だがそもそも、そのような事態を引き起こし、多くの県民を避難や移住に追い込んだ国や東電の責任の重大さこそが、まず何より追及されるべきだろう。

次に、「美味しんぼ」で描かれた危険性の問題は、「風評」のレベルで済まされるものなのかが、真に問われねばならない。風評被害とは、実態とは異なる誤った情報や噂を流されることで、消費者や客が減り、経済的な損失を受けることである。個々の地域や農作物、商品を細かくみれば、安全性を確認できる。だが同じ作業によって、危ぶまれるものも特定できるのであって、少なくとも福島全体を安全宣言で覆ってしまうことは、未だできる状況にはない。重要なのは、福島のどういう面が安全であり、危険なのかをできるだけ正確に特定することである。だが今は、県内外を安全性のイメージで包み込み、危険性の指摘を封殺する動きが徹底されている。「風評被害」の言説は、言葉やイメージの次元にのみ働きかけ、実態を切り離そうとする点で、水俣病における病名変更運動と共通しているように思われる。

「因果関係」ではとらえられない現実

実際、「美味しんぼ」問題と近い時期に、もっと重要と思われる問題が起こっていた。福島県は県民健康管理調査の結果から、県内の十八歳以下の子どもから、五十人に甲状腺がんが見つかったと公表したが、原発・放射能との因果関係は考えにくい、とも伝えた。もともとは一〇〇万人に一人の確率と言われていたが、はるかに高い比率が出たのに対して、スクリーニング調査の影響やチェルノブイリとの比較、青森・山梨・長崎の三県調査との比較などから、「放射能との因果関係は考えにくい」「特別に高いと言えない」と説明したのである。

だが、すでに常套句になっている「因果関係」「医学的知見はない」は、要するに証明されていない、わからないということであって、「安全である」という意味ではない。因果関係があるかないか、医学的にはわからないことが、「因果関係がない」にすりかえられてきた。手続きの問題が、対象の特性とともにちがえられている。医学的知見がないことは、何ら安心してよい指標にはなりえず、むしろ医者の知見を鵜呑みにはできないことを表しているにすぎない。

乳幼児や小児の健康リスクが特に高いことを考えれば、安全性・危険性が定まらない状況では、「危険かもしれない」リスクの原則に立ったほうがよいと思われる。しかし、現実はそのように進んでいないのである。

何が現実なのかが未確定であり、医療・科学的にも充分な判断ができない。企業と国はより情報をつかんでいるが充分に公開せず、地域住民は犠牲となって大きな被害を受け、補償金・賠償金の認定において過小評価を受ける。水俣病と重なるところが、実に多いのである。

内部被曝と時間の政治学

放射能汚染と鼻血・甲状腺がんの間に、単純な因果関係を見出すのが困難である。この困難さ・複雑さは、どこからくるのか。これを考えるには、外部被曝と内部被曝のちがいをふまえておかなければならない。単純化して言えば、原発事故直後が特にそうだが、原発の近くや風の流れで、放射能を直接浴びるのが外部被曝である。他方、放射性物質を取り込んだ魚や水を体内に取り込むことで、体の内側から被曝するのが内部被曝である。当然ながら後者のほうが時を経ており、魚や水を経由しているため、放射能の影響は間接化され、因果関係が特定しにくくなる。また、外部被曝は高濃度で線量を浴びるほど人体の危険度は高まるためシーベルトの数値で測定しやすいが、内部被曝をすると体内に取り込んだ放射性物質が放射線を出し続けるため、低線量でも危険だと言われている。「ここまでは安全というしきい値はない」とされているのが内部被曝で、個人差もあり、その影響は長期で続く。しかもその全貌は、まだ明らかになってもいないのである。

こうした外部被曝と内部被曝の差異に、私たちは原爆や水俣病における、発生直後の劇症と長期化する症状の差異を重ねてみることもできるだろう。原爆の「ピカドン」や水俣病患者の手足のふるえといった衝撃的な印象が残っているために、そうした直接の劇症を、我々は原爆症や水俣病と考えがちだった。病気の認定も、発生の中心地からの距離で測定する点で、このような考え方を踏襲してきた。福島第一原発事故も、発生地からの距離と線量で危険度を測る考え方は、基本的に直接の外部被曝を前提にしていた。これらはいずれも、直接的・空間的なものへと病気・健康被害を限定・還元していこうとする共通性をもっていたのである。

だが実際には、原爆・水俣病・原発事故はいずれも、地味ながら長期で健康被害が続く側面を持っていた。原爆にも内部被曝や残留放射能の問題があり、投下後の当時はあまり認識されていなかった。また、水俣病に関して原田氏は、水銀の毒が胎盤を通って胎児に伝わることを発見した。胎児性水俣病の世代の人々は、四十~五十代になって新たに出てくる症状に今なお苦しみ、認定をめぐって争ってきている。原発事故も、直接の外部被曝による危険の段階を超えて、より曖昧で長期化する内部被曝の脅威にさらされているわけである。

チッソの水銀流出は、海に流すことで薄めればよいと考えられたが、実際には魚の体内に濃縮されていた。福島第一でも、大量の汚染水が海に流れ、近海の魚から高濃度のセシウムが検出された。だがこれらは、有害物質が魚の体を通り、人間が魚を食べる行為を経由するため、有害物質と健康被害の関係は間接化され、その分だけ直接的な因果関係を見てとりにくくなっている。被害が長期化され緩慢になるほど、「因果関係」の図式で語ることも、健康被害の認定も困難になる。原爆・水俣病・原発によらない病気を患う可能性も増えるからで、純粋にこれらを原因に帰することはそれだけ難しくなる。病気をめぐる「時間の政治学」である。

福島でも、原発事故の人体への影響を外部被曝の面に限定し、内部被曝を過小評価しようとする動きが明らかにみられる。避難勧告であれ被曝であれ、被害を過小評価しようとする傾向は、認定を過小評価し、できるだけ補償金を安く見積もろうとした水俣病への対応と、重なるところが多い。もっとも原田氏は福島に関して、水俣病とは異なる側面にも注意を促し、安易に両者を同様に見ることを戒めてもいたが、地域住民が犠牲になって充分に補償を得られず苦しめられる点や、国策企業と国・自治体が実態把握や情報公開を怠り、被害を低く見積もり補償を安く引き下げる点など、かなり同型的な構造がみられる点は、やはり意識しておきたい。

もしまだ原田氏がご存命であったなら、福島の子どもたちに甲状腺がんが多発している状況、それが原発事故と関連づけられない状況を前にして、何を言い、どういう行動をとっておられるだろうかと、たびたび考えさせられる。おそらく、「水俣病と同じことを繰り返している」「水俣から何も学んでいない」と憤って語るにちがいない。その熱い思いを引き継ぐのは、後に残された我々の役割ではないだろうか。

3　沖縄と水俣――地理的・社会的な周縁

つづいて、私がこれまで研究してきた沖縄と水俣を関係づけて考察しておきたい。私はこれまで、米軍基地の拠点となってきた沖縄が、同時になぜ、いかにして、青い海と亜熱帯のイメージをもつ日本のリゾートとなってきたのかを検討してきた。「南国」という共通性から、私の関心は九州にも広がってきていた。特に南九州と呼ばれる宮崎・鹿児島である。

水俣病が大問題となった昭和四十年代、宮崎・鹿児島は新婚旅行ブームを迎えていた。戦後ベビーブーム世代が適齢期に達し、交通手段の発達も相まって、新婚組は伊豆や南紀よりはるか遠方の南国まで足を延ばし、非日常的な解放感を味わい、自分の幸せな境遇を重ねていた。

だが同じ南九州でも、水俣とその近隣地域では、深刻な公害が発生していたのである。この状況は、沖縄にリゾートと米軍基地が並存してきた状況とも通じる。なぜ日本人の楽園は、軍事や公害の拠点と近いところに見出されてきたか。それは、楽園も軍事・公害も、ともに中心・大都市から隔絶して離れた場所にあることが条件となるからである。

沖縄を考えればわかりやすい。東京から１６００㎞離れた海の向こうにある地理的な周縁性こそが、太平洋戦争時には沖縄を、米軍の本土上陸を遅らせる「捨て石」にし、二十万人の犠牲を産む惨状につながった。戦後に米軍が沖縄を二十七年間占領した後、日本に復帰してからもそのまま沖縄の軍事機能は維持され、騒音や事故・事件の多発が見過ごされているのも、国家の中枢・東京から隔絶しているからである。

他方で沖縄は、東京から遠く隔絶していることで、飛行機で三時間飛んで行く南の美しい、癒やしのリゾートの地位を確立した。沖縄の明るい面と暗い面が、地理的な隔絶・周縁という同じ特徴から発しているのである。

だが沖縄は一九七二年まで米軍統治下にあり、日本ではなかった。また戦前~戦中、大東亜共栄圏を拡大していた日本は、敗戦によって広域に獲得していた植民地を手放すことになった。アジア・太平洋に広大に展開していた領土が著しく縮減し、北海道・本州・四国・九州に限定されるところとなった。

チッソの前身企業は戦前から水俣工場で活動していたが、朝鮮半島にも進出していた。敗戦で国外の設備・資産を失った結果、水俣工場の重要度が高まったのである。植民地を失った戦後の日本において、一気に収縮した国土の地理的周縁という位置におかれ、化学工業の役割を担わされたのが水俣であった。そこで排出された有機水銀を、魚を通して取り込んだ地域住民は、社会的にも周縁におかれた存在であった。

水俣だけでなく、九州では三池炭鉱事故やカネミ油症など、産業発展につきまとういろいろな問題が各地で発生していた。戦後の高度成長、国を挙げての工業化のツケを払わされたのは、副産物としての公害の被害にあった、ごく普通の地域住民の人びとであった。

だが時期を同じくして、観光の局面での九州は、むしろ美的に観賞される風景として変貌をとげていく。

だがそれも、道路や鉄道、ホテルなどのインフラ開発という、資本主義的発展の一側面であった。高度成長で豊かになった東京・大阪など都市部の人たちが九州へ観光に押し寄せたが、観光地の近辺で農漁業を営む人たちは依然貧しく、格差は歴然であった。地理的・社会的な周縁地域が、都会の人たちにとってはエキゾチックな観光の対象となっていく。その関係の構図もまた、産業・資本の循環のなかに場所を組み込んでいくのであった。

今日、時代は大きく変わったが、こうした中心と周縁、東京と地方の圧倒的な力関係は、依然変わらず続いているのではないだろうか。

4 「水俣」を伝える、「水俣」を引き継ぐ

私は二〇一四年九月に水俣を訪問した際、杉本肇さんにお会いすることができた。原田先生が生前に朝日新聞紙上で対話を重ねた十五人の患者・家族の人々のなかでも、私が特に印象に残ったのが、杉本さんであった（その内容は朝日新聞西部本社編『対話集　原田正純の遺言』岩波書店に収録されている）。水俣病の語り部であった母・栄子さんが〇八年に亡くなった後、肇さんは後を継いで語り部をしておられる。若い頃には、生まれ育った水俣が嫌になって離れ、東京で長年デザイナーとして働いておられた肇さんだが、東京での多忙な仕事に疲弊した頃、両親が新しい漁船を買ったのを機に、水俣へ帰ってくることに

なった。

杉本さんは現在、漁業を営みながら水俣病の語り部をつとめておられるが、同時に全く別の顔をもっている。コミックバンド「やうちブラザーズ」の活動でも有名で、水俣だけでなく熊本市や福岡などでも依頼を受けライブを行っているという。お会いする直前にこの活動を知り、インターネットでそのライブ動画を観た私は、失礼ながらとても衝撃を受けた。やうちブラザーズは水俣の地域や家族のことを歌い、ローカルネタを笑いにする。それらがすごく面白く、観衆も爆笑の連続だ。そのあっけらかんとした素朴な明るさは、それまで私の知る水俣のイメージや知識の枠組みから、あまりにもずれていたのである。

だが直接会ってお話を聞くと、ひとつひとつ納得してうなずけた。杉本さんの母・栄子さんは、地域の踊り「二〇〇一・水俣ハイヤ」を創り、学校の先生たちと連携して、子どもたちが地域に愛着を持って踊れるようにした。長男の肇さんは、語り部とやうちブラザーズによって、お母さんの営みを継承しながらも、より自分たちの世代に合った表現の形を編み出したのである。


（多田）「地域に誇りを持てるっていうのは、やっぱり大事かなと思うんですよね」。

（杉本）「ああ、僕たちが一番不幸だったのは、出身地を言えない、お国自慢できないことでした。水俣って言えば水俣病、って言われるし。なので、「俺たちの時代になったらちょっとちがいますよ」って感じにしていく責任があるんですよね。「水俣に生まれてよかった」っていうやつがいてくれるといいなあ

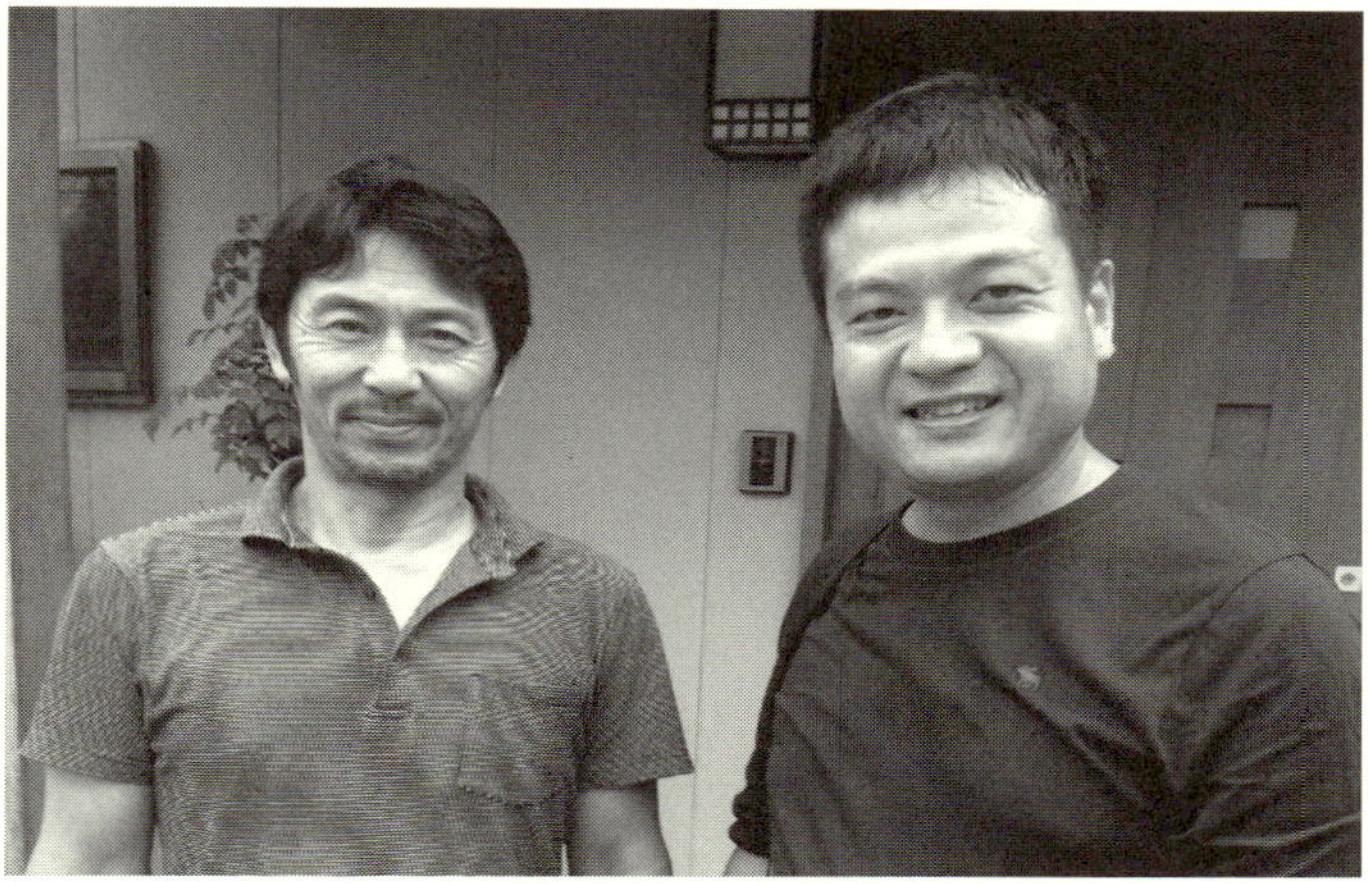

杉本氏と著者（右）

と思うんですよ。一番そこが目指すところです。「病気の町」ではなくて、「水俣っていったら何？」って言われて、「環境の町」だよ、まあ「やうちブラザーズの町」だよ、っていうことがあれば、ひとつほろっとくるんじゃないかな」。

地名がそのまま病名になってきたことで、水俣にはネガティブなイメージが長らく貼りついてきた。その暗く哀しい歴史を肌で知る杉本さんだからこそ、水俣の明るくポジティブな面もあるんだよ、ということを自ら実演し、子どもたちに伝えている。

（多田）「地域で笑える、地域をネタにして笑えるっていうのをやられたのが、すごいなあと」。

（杉本）「いやいや、冒険も結構ありましたけどね。でも人間ってのはそういう（笑える）ふうじゃなくちゃいけないって思いますよね。「水俣病の町だからこう」っていうセオリー的なものは、突き抜けなければいけないと思っているので。みんな同じ人たちではないし。何がいいの、お前たちはこれから。結果を出そうよ、と。チャレンジしていくことが大事だと思ってます」。

お母さんの営みを受け継ぎ、水俣病の語り部とやうちブラザーズの両方を大切にすることで杉本さんは、過去の歴史を引き継ぎながら、自分たちや子どもたちの世代が、これからも水俣という町をどう語り、どう生き続けていくかという問題に、真摯に向き合っている。そのひとつの手立ては舞台のパフォーマンスによる「笑い」であった。もちろんそこには葛藤もあり、ひと筋縄ではなかったが、悩みながら演じてみたら、爆笑の反応が返ってきたという。そして実はこれも、杉本家の網元の伝統からヒントを得て、現代風にアレンジして考案された面をもつ。杉本さんの活動は、水俣を引き継ぐ独自の形として、とても示唆深い。

最後になるが、私は本書の企画のご縁から、田嶋いづみさんの「水俣」を子どもたちに伝えるネットワークでの精力的なご活動を知ることになった。水俣に直接の地縁・血縁がない立場でも、遠くから水俣の問題と向き合い続ける田嶋さんは、「　」をつけ「水俣」として、遠い地にあっても自分の問題として考えていく立場を表現された。

私も二〇〇〇年から沖縄に移住し研究してきた立場として、直接の地縁・血縁はないが沖縄に関わってきたことから、田嶋さんの問題意識と共通するものを感じ、なるほどと思った。そして、身近にいる人たちにわかりやすく、遠くにあっても切実な問題を伝えることに力を注ぐ田嶋さんのご活動からは、日ごろ難しい言葉で専門知識を語っている学者・大学教員として、私が学ぶ点は多かった。

そしていま、3・11以降の世界を生きる私たちが、福島の放射能汚染の問題とどう向き合うかは、今後ずっと引き受けつづけていかねばならない。その際、水俣は多くの教訓を与えてくれる。原田先生が残してくださった多くの問題提起を、これからは私たちの世代が、自分の問題として引き受け、伝え続けていく必要がある。

【謝辞】本稿の執筆に際しては、水俣病センター相思社の皆さま、社会福祉法人さかえの杜「ほっとはうす」の皆さま、水俣芦北公害研究サークルの皆さま、そして土井妙子・金沢大学教授をはじめ、多くの方々にお世話になった。記して感謝の意を表しておきたい。

知ってしまった者の責任

国際基督教大学　池田理知子

二十年目の東京

死者十三人、負傷者六千人超の被害を出した地下鉄サリン事件から今年は二十年目にあたる。それは、一九九五年三月二〇日午前八時ごろ、東京都内の地下鉄丸ノ内線と日比谷線、千代田線の車内で、化学兵器として使用される神経ガスのサリンが撒かれたという事件であった。無差別にしかも大勢の通勤客が利用する時間帯を狙ったという残酷さゆえに人びとを震撼させたのだったが、それ以上に私を驚かせたのは、作家の辺見庸氏が目撃した事件発生直後の風景である。地下鉄の駅にたまたまそのとき居合わせた彼が見たのは、倒れた被害者を跨ぐようにして会社へと急ぐ通勤者の異様な姿であった。後に彼は小説『ゆで卵』のなかで、「槍が降ろうが原爆が落ちようが、1秒だって職場に遅れないぞという面持ち」で去っていく「元気な」通勤者たちの方が、「へたりこんでいる人々よりも不気味で奇妙に見えた」と綴っている。

あれから二十年経った東京は、辺見氏が見たそのときの風景がむしろ恒常化しているようにさえ思える。福島で原発事故が起こり、放射性物質が降り注いだこの街にはびこるのは、ことの重大さに目を向けようとしない無関心であり、「3・11」以前と変わらぬ日常を営みたいと望む人びとの思考停止という「病」である。あの原発が水素爆発し、変わり果てた姿となった映像は、あくまでもテレビのなかだけの「現実」だった、とでもいうのだろうか。一九五九年にNHKで放映されたドキュメンタリー『奇病のかげに』を見て衝撃を受けたことが、原田正純氏のその後の水俣病との関わりを生みだすきっかけになったことと照らし合わせて考えると、そのあまりの落差に戸惑いを覚えてしまう。

五十九年目の水俣

水俣病が公式に確認された一九五六年から数えて五十九年経つ水俣では、六十年という節目の年に向けて、水俣市立水俣病資料館がリニューアルされようとしている。これを機に、「再生した水俣」を必要以上に強調したかのような展示内容が一新されることになるのだろうか。そうでないとしたら、「公害健康被害の補償等に関する法律（公健法）」による認定申請をする人の数が増えていることや、チッソや国、県を相手取った訴訟がいまだ複数続けられていること、患者や被害者への十分な補償や公的支援が行われていないことから老後の安定した生活をどう確保するのかが切実な問題として浮上していることなど、水俣の現状がきちんと伝えられないことになってしまう。

現在進行形の水俣病に対する感度の低さは、今の資料館に限ったことではない。水俣病は終わったことにしたいのか、無関心を装う雰囲気が、水俣の町にもあるように感じてしまう。そういった空気が凝縮された空間が、水俣病の原因となった有機水銀を含む汚泥を浚渫して埋め立てた、58・2ヘクタールにも及ぶ広大な土地のうえに作られた「エコパーク水俣」である。そこでは、県が主催する水俣病で犠牲になった人たちへの慰霊の式典が、公式確認日にちなんで毎年五月一日に行われている。また、二〇一三年十月初旬に熊本市と水俣市で行われた「水銀に関する水俣条約外交会議」の際には、世界各国からやってきた参加者がそこに立つ慰霊碑に献花をし、同じ敷地内の土地に植樹を行ったのだった。こうしたセレモニーが行われている場所が、実は危うい土地なのだということが忘れられていなければいいのだが、どうなのだろうか。

庭園やスポーツ施設、道の駅、バラ園といった市民の憩いの場や観光スポットが用意されたその土地の下には未処理のままの水銀が埋められている。地震や津波が起これば再び環境中に放出される恐れがある。また、たとえそうした災害がなかったとしても、五十年しかもたないとされる鋼矢板セルで護岸は囲まれているだけであり、工事が終了した一九九〇年からすでに二十五年経ち、その耐用年数は半分過ぎてしまった。

こうした目の前にあるにもかかわらずその本質を見ようとしない態度の対極にあるのが、「見てしまった者の責任」を果たそうとした原田氏の姿勢である。彼は、この本に収録されている講演録のなかでも述べているように、目の前で交通事故が起こったら知らない振りをすることなどできないのと同じで、当たり前のことだと言う。しかし、そうした当たり前のことすらできないのが、東京や水俣に限らずあらゆる場所での現状なのではないだろうか。

水俣のよそ者たち

水俣は、よそ者が多く暮らす町だ。その大半がかつて水俣病患者を支援するために町に入り、そのまま住みついた人たちである。患者がおかれた状況を知り、何か自分にも手伝えることがあるのではないかと立ちあがった者のほとんどが、残念ながら町の者ではなくよそ者だったのだ。加害企業であるチッソと何らかの関係がある人たちが大勢暮らし、「チッソ城下町」とも称される水俣にあって、水俣市民はむしろ患者を疎ましい存在と見なしてきた経緯がある。

水俣病に関する裁判の傍聴に向かうバスのなかには、そうしたよそ者の姿が今でもある。私も三年ほど前から新参のよそ者としてそのバスに乗せてもらっているが、当初から一貫して患者に寄り添ってきた彼女/彼らから学べることは少なくない。被害者を切り捨てようとする権力側の姿勢に「ノー」と言い続けるには、よそ者を含めた多くの人たちが裁判の行方を見守っているのだということを示すことが重要で、そうした地道な努力を彼女/彼らはずっとやってきたのだった。よそ者が新たなよそ者を引き寄せるように、こうして私たち夫婦も水俣へと移住してきたのである。

裁判においては、被告であるチッソや国、県といった権力側は圧倒的な力でもって応戦してくる。たとえば現在私たちが応援のために傍聴を続けている「第二世代訴訟」は、原告側の弁護士が当初はたったひとりであった。現在はようやく四名にまで増えたのだが、それに比べて被告側は一貫して二十名以上の大弁護団を編成して裁判に臨んでくる。常に全力投球を強いられる原告側に対して、その訴えに備えるだけの十分な資金と人材が保障された被告側は、いつも余裕のある態度を見せているように思える。しかも「時」が味方するのは被告側である。彼らは何か支障があれば担当者を変えるだけですむが、原告側はそうはいかない。長引くことがどちらに有利に働くのかは、誰の目にも明らかなのではないだろうか。したがって、長い裁判を闘っていくためには、微力ではあったとしても支援者の存在が何よりも欠かせないのである。

しかし、水俣病闘争が激しかったころと比べると、支援者の数が圧倒的に少ないのは紛れもない事実である。水俣病はすでに終わったと思っている人たちがあまりにも多いからなのだろうか。それとも無関心という「病」がこういったところにも表れているからなのだろうか。原田氏が長年実践してきたように「現場」に足を運べば、水俣病が過去ではなく現在も続いている問題であることが実感できるはずなのに、そしてそれが水俣だけでは終わらないグローバルな問題につながっていることが見えてくるはずなのに、現実はそういう方向には進んでいない。原田氏が生涯を通して実践してきたことから何を学ぶのか、こうした現状だからこそ、私たちは試されているのである。

「知ってしまった」私たち

水俣には数々の汚染サイトがある。チッソの産業廃棄物であるカーバイド残渣を埋め立てた八幡残渣プールやダイオキシンがそのまま埋め立てられている梅戸港近くの処分場だけでなく、前述の「エコパーク水俣」や近隣の埋め立てられた土地もそうである。最近の新聞報道（『熊本日日新聞』二〇一五年一月二十二日付朝刊）によると、土壌汚染対策法の基準値の11倍にあたる高濃度の水銀による汚染が見つかった資料館付近の土地は、四十年前に水俣市がすでに調査をしており、そのとき土壌1kgあたり最高308mgというさらに高濃度の水銀が検出されていたらしい。しかも、市の調査がその後行われなかった可能性が高いことも報じられている（『熊本日日新聞』二〇一五年一月二十七日付朝刊）。

最近、前述した護岸を取り囲む鋼矢板セルの耐用年数が少なくとも二〇五〇年まで使用に耐えるという新聞記事を目にした。二〇〇九年に県が設置した、水俣湾埋め立て地の老朽化対策や耐震性能について議論する有識者委員会の検証結果の発表を受けて、報じられたものである（『熊本日日新聞』二〇一五年一月三十一日付朝刊）。しかし、それがどれほどの意味をもつというのだろうか。五十年がたとえ十年や二十年先に延びたところで、すぐに具体的な対応策がとられないのであれば、問題の先延ばしであることに変わりはない。

二〇一三年十月に行われ、世界92か国からの参加があった前述の「水銀に関する水俣条約外交会議」では、国際的な水銀の管理に関する条約の採択・署名が行われた。この条約には、水俣病の「負の教訓」を生かそうという意味なのか、水俣の名が冠されている。であるとするならば、率先して水銀による土壌汚染対策がなされなければならないはずなのに、そうした動きは見えてこない。

二〇一一年四月に水俣に住み始めてから四年あまりになるが、水俣で暮らすということは、こうした現状から目を背けずに、「当事者」として何をしなければならないかを考えることでもある。たとえ目の前にある問題に無関心で、「部外者」として振る舞っていたとしても、いずれはこの問題に巻き込まれ「当事者」にならざるをえない。そして、問題を先送りした「つけ」が結局自分たちに跳ね返ってくるのである。それならば、今ある問題から逃げることなく、現時点で「当事者」になるという選択をしたほうがはるかにいいのではないだろうか。それが、「知ってしまった」私たちの責任なのである。

水俣の赤い海

水俣市月浦にある自宅の西の窓は、不知火海に面している。かなり前に山を造成してつくられた土地の上に建っているため、家の北西側にはその山の一部が残っている。その山に遮られることで四月から十月にかけては向かいの島に沈む夕陽を見ることができないが、残りのほぼ半年はその素晴らしい景色を堪能できる。しかも、雲や天気の状態といった条件に左右されるのだが、夕映えに染まり真っ赤になった海もときおり見られる。まさに原田氏の本『水俣の赤い海』(フレーベル館発行)のタイトルにあるとおりの海である。彼もまた、この赤い海を水俣のどこかで見ていたに違いない。そして、その赤い海を眺めながら、患者の家を一軒一軒訪ね歩いたこともあったのだろう。

目の前に広がるこの不知火海は、有機水銀に汚染されていたときでもきれいだったという。そこで泳ぐ魚も、変わらずにおいしかったのだと当時を知る者は語っている。海からの恵みは、すぐそこに、そしていつでもあったのだ。海に境などない。延々と続くその海を魚は回遊する。ひとつには、だからこそ目に見えない形で被害がどんどん広がっていったのではないだろうか。

汚染は昔も今も、見ようと欲しなければ見えないのだ。だからこそ、目の前にあるものだけに捉われるのではなく、問題の根源は何なのかをしっかりと見つめ、「知ってしまった者の責任」を果たしていかなければならないのである。

東京にある大学に勤める私は、東京と水俣を行ったり来たりする生活を今でも続けている。この先も、当分はこうした暮らしに変わりはないのだろうが、だからこそ得られるものも少なくないのではないかと思っている。両方の地を比較することもできるし、そうした比較によって新たな視点の獲得へと結びつく場合もあるはずだ。

そこで改めて思うのは、水俣と熊本、いや世界を駆け巡って弱き者に寄り添ってきた原田氏が、何を見て、何をなしてきたのかをしっかりと見極めていきたいということである。残念ながら彼の言葉から直接学ぶことはできなくなってしまったが、彼には多くの著書が残されている。幸いにもそうした著作を通じて、私たちは彼と再び出会えるのである。この本も、そうした出会いを私たちに運んでくれるメディアのひとつに違いない。

執筆者紹介

「水俣」を子どもたちに伝えるネットワーク

2000年に発足し、これまで多くの小学校・中学校・高等学校などに「水俣」を伝える出前授業を行う。また「水俣」を伝える患者さんや研究者と交流し、講演会などを行う。

神奈川県相模原市をはじめ、愛知県豊橋市、静岡県浜松市、北海道札幌市などで活動を行っている。　ホームページ　http://www.tutaelu.jp

原田正純氏の講演録を刊行するにあたり、次の三名の方のお言葉を掲載させていただきました。

佐藤禮子（カネミ油症被害者支援センター）

大村トミエ（水俣病患者）

久保田好生（東京・水俣病を告発する会）

多田　治（ただ・おさむ）

1970年大阪府生まれ。琉球大学助教授を経て、一橋大学大学院社会学研究科教授。早稲田大学大学院修了、博士（文学）。専攻は社会学。著書に『沖縄イメージの誕生』東洋経済新報社、『沖縄イメージを旅する』中公新書ラクレ、『社会学理論のエッセンス』学文社がある。

池田理知子（いけだ・りちこ）

1958年鹿児島県生まれ。オクラホマ大学大学院博士課程修了（Ph.D.）。現在、国際基督教大学教養学部教授。専門はコミュニケーション学。主著に『時代を聞く―沖縄・水俣・四日市・新潟・福島』せりか書房、『メディア・リテラシーの現在（いま）―公害／環境問題から読み解く』ナカニシヤ出版、『シロアリと生きる―よそものが出会った水俣』ナカニシヤ出版がある。

いま、「水俣」を伝える意味　原田正純講演録

「水俣」を子どもたちに伝えるネットワーク

多田　治

池田理知子

初版発行　2015年9月30日

（有）くんぷる

印刷・製本（株）モリモト印刷

イラスト　属裕子（さっか・ゆうこ）

ISBN978-4-87551-225-7　本体価格はカバーに表記しています。

本書についてのお問い合わせはメールにて、info@kumpul.co.jp 宛にお願いします。